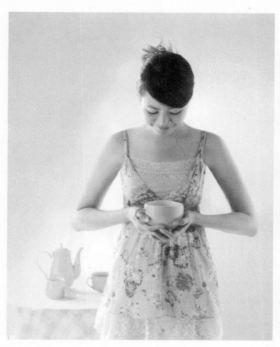

美女中医张家蓓教你

# 女生这样做

## 吃不胖 ★ 晒不黑 ★ 人不老

台北医学大学附属医院

张家蓓 医师 著

U0347390

上海科学普及出版社

# 养好子宫，
# 是女生健康貌美的源头

不论是感冒、头痛等等，只要来看诊的是女性朋友们，我都一定会问她月经周期的状况等细节。因为月经是子宫运作正常的表现，而子宫运作正常，就是女性身体健康的重要指标。我在诊间看到大部分的姐妹，不是忽视"她"的声音，对于不正常的月经问题不予理会，就是过度恐慌，动辄胡乱进补自疗，触发更严重的健康问题。

我有个患者就是这样忽视她的子宫健康："我曾经三个月才会来一次月经，每次来都会痛得下不了床，又不敢吃止痛药，否则下一次会更痛，而且量都很多，本想用中药汤调理（经期结束后喝），没想到越喝脸色越差，还会尿频……"不仅如此，"如果碰巧在喝治筋骨伤的中药，月经的量就会大到无法出门"的事更是屡见不鲜，甚至就这样稀里哗啦地持续了8年。其实，很多姐妹们的养生观念跟这位"女神农氏"也没差多少，总是误解中医的医理，把乱吃乱补当成了调养的良药。

一般女性很在乎的肥胖问题，其实是子宫对激素失调的一种反应。在门诊中，许多"重量级"美女就是从月经周期不规则开始形成的，然后体重便一直有增无减，或是因为不正确的健康观念，错误地进补，或是时常饮用冰凉饮料等，造成下半身肥胖。

然而，缺乏子宫调养观念的美女们，却只想着减轻体重，一古脑儿想变瘦，以为赶紧变瘦就是赶紧变健康，总希望减重越快越好，而忽视月经混乱、减重伤身的问题。我也碰到过这样的患者：因为急于减重，只吃苹果果腹，虽然减重成功，但月经一直没来，才惊觉在急速减重过程中，造成卵巢提早萎缩，提前进入早发型卵巢衰竭，甚至出现不可逆的更年期症状……

子宫，是上天给女人最奇妙的器官，是所有人类的最初殿堂，是女生一生健康的第一线守门员，想要美、想要瘦、想要健康，其实并不需要魔鬼般的意志力，只要懂得观察、好好疼惜"她"，每个女生都可以尽情地享受美妙人生！

目录
# C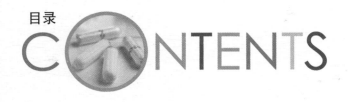NTENTS

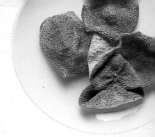

 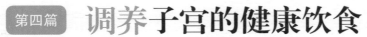
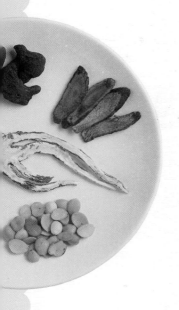

第一篇

# 女人天生丽质的
# 保养关键

男女不同之处，在于上天赋予女人创造生命、孕育新生的能力，

而这个与生俱来最独特的天赋，

必须依靠与我们心脏一样拳头大小的器官，才能完成任务，

她，就是女人的子宫。

子宫到底对女人有多重要？

很多人常以为她只是单纯孕育生命、负责传宗接代而已，

但其实，女人的青春容颜、曼妙体态以及红润肌肤，都与子宫的健康息息相关。

或许从前的你总是不在乎她的存在，

但，从今天起，你一定要对她备加呵护，

因为天生丽质也得靠后天保养，才能愈来愈美丽。

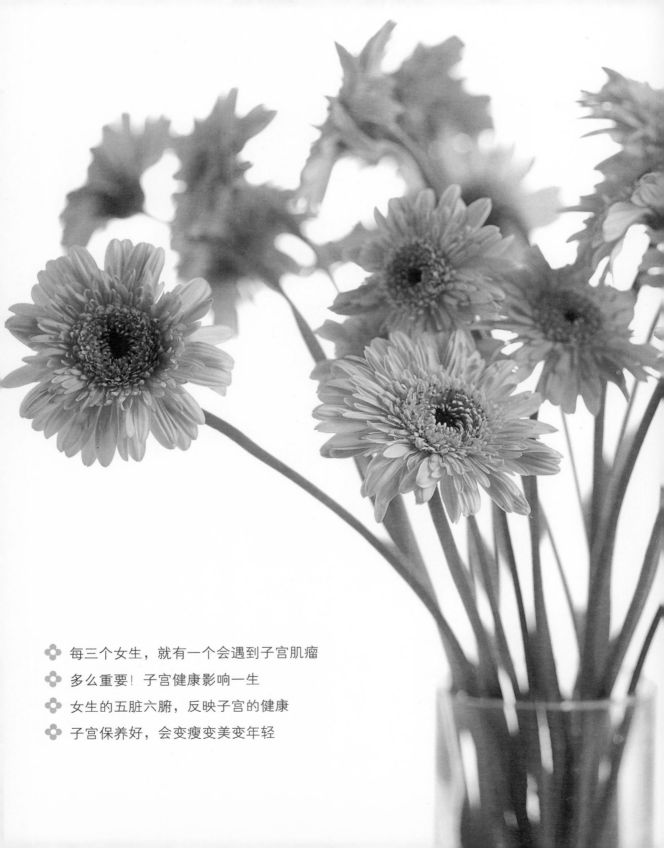

✿ 每三个女生，就有一个会遇到子宫肌瘤

✿ 多么重要！子宫健康影响一生

✿ 女生的五脏六腑，反映子宫的健康

✿ 子宫保养好，会变瘦变美变年轻

# 每三个女生，
# 就有一个会遇到子宫肌瘤

门诊中有一位名叫妍妍的患者，30多岁，工作能力强，感情至今仍交白卷，她对自己身上的赘肉愈看愈不顺眼，希望求助中医疗法减重，经我看诊后才发现，她的体态丰腴只是表象，长久以来的"月经不顺"，才是隐藏在背后的真正问题所在。

妍妍的月经不规则、量少、颜色又深，有时还会有类似柏油的血渣，一直以来，她都"视而不见"，直到前阵子稍微瘦下来，才摸到自己的下腹有肿块，到医院进一步做超声波检查，才发现子宫内已长了至少10厘米大的肌瘤，而且需要开刀，这才惊觉事态严重。

根据统计，中国台湾35岁以上妇女超过1/3罹患子宫肌瘤，意即每三个女生中，就会有一人患有此症。这也令我担忧，许多女孩从小到大，并未学习如何爱护自己的子宫，以致往往等到身体出现异常，才开始警觉，可是却已承受不少痛苦。

像妍妍这样的例子并非少数，尤其女人常难以抵抗外表的虚荣心，以为花大价钱买衣服、整形做美容，就是爱自己的最好方式。其实，当妍妍最后知道自己身上一直负荷着一个"8个月大的肿瘤（约2000克）"时，也才发现，原来子宫才是最需要被爱、被关心的。

# 子宫病变，女生的大敌

你可能会好奇，这个中奖率颇高的子宫肌瘤，是怎么产生的？医学上认为，肌瘤形成的原因，主要可能和激素的刺激有关，与家族遗传性以及肥胖的人亦有关联。

子宫肌瘤会造成的身体症状，包括每月来的月经量较多或经期天数延长、经痛明显、骨盆腔有压迫的不适感，以及性交疼痛。很多女人以为经痛是应该的，这些症状亦可能每个月多少都会遇到，因此容易忽略，大多数的情况是在医师内诊及照超声波时才发现。

当肌瘤很大，严重的可能压迫膀胱，以致尿频、小便排泄困难；或压迫直肠，产生便秘、腹部胀气与下肢水肿。如果是计划生育的妇女，也可能影响受孕能力，或受孕成功后的流产率也会较正常女性提高2～3倍。

除了子宫体的病变外，子宫的相关病变还包括子宫内膜异位症与子宫颈癌。其中，子宫内膜异位症发生率，初略估计，在台湾800万名育龄女性中占2%～5%，又以20～40岁的女性为高发群体。

子宫内膜异位意指原本属于子宫里的内膜组织，却跑到子宫外头去了，并散落在腹腔或腹膜表面，如果长在卵巢，称为"巧克力囊肿"；长在子宫，就称为"子宫肌腺症"，小至毫米，大至厘米皆有之。

子宫颈亦是子宫的一部分，位于子宫另一端的狭窄开口，约占子宫整体的1/3，下方连接阴道，从子宫颈癌前期病变、到各期子宫颈癌，会对女人的健康造成莫大威胁。

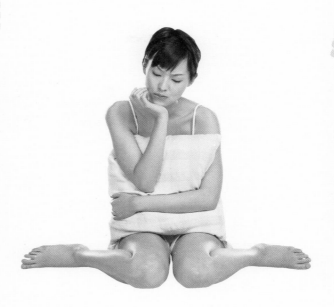

## 子宫摘除，一劳永逸？

我们常说，子宫是上天赐给女人最美丽的一份礼物，但在她完成孕育的超级任务后，因机能性变质，却有不少医师会在"子宫无用论，留着只会生瘤长癌"的观念作祟下，让子宫无声地离开身体。

根据统计，台湾女性平均5人中就有1人因为子宫肌瘤摘除子宫，其实这个数据相当惊人，在取舍的两难之下，大多数女人会误以为月经和创造生命的子宫没有直接关联，而被迫或妥协做出放弃的决定。

造物主给了女人这个如珍宝般的礼物，子宫就一定有其存在的价值。女人终其一生都受到子宫的影响，包括经血、养胎、生产、哺乳的各种生理活动，可说深切牵动女人一辈子的身心健康，正如造物主会将我们身体内重要器

## 子宫调养好，展开漂亮青春期

官保护起来，包括我们的心脏、大脑，而子宫亦然，原因是太过珍贵，是我们人类初始的所在地，犹如一颗发光的珍珠，被保护在我们的骨盆腔里，像花朵一样，需要细心呵护，并且用她需要的方式爱她。

我们掉了一颗牙齿，就会丧失部分咀嚼功能，在安上假牙齿后，才能重新恢复正常咀嚼功能，但失去子宫，空出的位置就会容易让五脏六腑变了样，不仅可能造成停经后的更年期提早报到，心理层面的调适会更加困难，甚至会怀疑自己还是不是女人？随着时间的流逝，伤口已经愈合，心理留下的创伤却不容易抹灭。子宫的重要性，对于女人身心健康的影响，不可谓不大！

甚至，也有些女性朋友会这么想：如果子宫摘除后，月经不会再来，妇科的疾病就不会上身……这是绝对错误的想法，临床上就曾经有一名子宫全摘除的妇女进行抹片检查时，竟被诊断出阴道罹患疑似癌化的癌前第三级变性，发现后及时进行阴道切除术，才将病灶控制，避免恶化转为癌症。

子宫是上天给予女人无价的珍宝，它赋予女人孕育新生命的重要任务，更是女人身体健康的第一线防卫。每个月当月经来时，子宫都会让你知道自己的身体是不是处在最佳状态，就像是身体健康的预报系统。当子宫健康，月经就会正常，体内激素的分泌与运作就正常，人自然就漂亮、健康。

你可知道，月经能够每个月准时报到，是经历了多大的工程！经血虽然是由子宫排出，却和整体的脏腑经络、气血、阴阳有密切关系，所以女人一定要懂得其中的调和作用，才能够和子宫相亲相爱一辈子。

我的诊间常会接待这样的女生：初潮还没有来，或是初潮比同年纪女生晚到1~2年，或是来了之后又停经2~3个月；不然就是明显发育不良，乳房平坦、脸色蜡黄。用调肝汤药调理后，初潮很快就来了，而且不再有停经问题。

还有不少月经初期量很多、颜色深红，导致烦躁不能睡眠的病例，这可能是长期饮食过于辛辣，或是情绪亢奋，以致让肝、胃两条经脉失调引起。经过中医调理，体内燥热会得到舒缓，不仅过多经量会变得和缓，也让血液循环改善、新陈代谢加快，皮肤由内而外变得光滑，整个人会感觉轻盈不少。

少女是女孩变成女人最重要的时期，女人一定要记得，少女初经时的子宫保健，会攸关日后30年，甚至更久的身体健康，特别是能不能长高、会不会生个健康宝宝，以及更年期停经期的身体会不会快速老化，或是有很多莫名的不舒服，这常会受到少女转型期没有好好善待子宫的不良影响，所以保养子宫不能等，绝对要趁早开始。

很多女人在月经来潮后，身体逐渐成熟，面对经期不顺及不适的困扰，才惊觉自己子宫的问题竟要追溯至少女初潮发育时，然后怪罪妈妈没有给她正确保养子宫的观念。

　　老实说，哪一个少女在青春年少时会乖乖听妈妈的话？冷热食物从不顾忌，健康与否也不曾思索，什么流行就追什么，反正年轻，有什么不舒服，睡一觉起来又是生龙活虎……虽然我不喜欢做个念念叨叨的烦人医师，但还是会告诫她们："爱自己，就要从现在开始。"唯有尽早好好保护属于你的子宫，才能美得自在、美得健康、美得久，不受疾病的困扰，活出快乐自信。

## ◎ 如何发现我的月经有异常

 约16毫升　　约20毫升

| 周期状况描述 | 经期天数 | 前三天经量 | 月经是否异常 |
|---|---|---|---|
| 28天 | 3～7天 | | → 月经正常 |
| 提前7天以上，而且会连续出现2个月以上 | 3～7天 | | → 月经提前 |
| 延后7天以上，而且会连续出现2个月以上 | 3～7天 | | → 月经延后 |
| 提前7天或延后7天以上，而且会连续出现2个月以上 | 3～7天 | 量多少不定 | → 月经先后不定期 |
| 21～35天，平均约28天 | 3～7天 | | → 经量过多 |
| 21～35天，平均约28天 | <3天 | | → 经量过少 |
| 21～35天，平均约28天 | >7～14天 | | → 经期延长 |

# 多么重要!
# 子宫健康影响一生

你可能不知道,女人的消费力相当惊人,尤其是当女人开始走入职场,不再只是单纯扮演为人妻、为人母的角色,比起男人更积极促进经济的增长,看看每年百货公司周年庆的疯狂特卖会,就不难想象,女人花了不少心思在打扮自己、保养自己的外表。

有杂志做过调查发现,台湾女性每年保养品平均花费近2000元,购买的数量超过4项,其中最具代表性的是30岁以上的轻熟女,都市女性每年为装扮自己的投资高达1.2万~1.5万元,金额相当可观。另外,还有调查发现,女人愿意把薪水的1/4投资在"青春不老"上,包括健身休闲、抗老保养品等,其中抗老保养品的每年销售额占保养品市场的15%,潜力十足。

但回归到最简单的理论,许多青春不老光靠外在涂抹或医学美容,是无法维持长久的,最根本之道必须由"内"做起,美丽的肌肤也无法只靠化妆品来修饰,试想如果一个已经风干皮皱的苹果,在表面涂抹再多的红漆,都难以补救凹凸不平的表面,恢复光滑的外表。

其实,想要留住青春美丽并不难,只要我们把子宫保养照顾好、多爱她一些,不用花再多的钱购买保养品,青春美丽、曼妙的身材也能不假外求、自然显现。

# 每个女生都要认识她

子宫是身为女人的重要象征，我常告诉诊间的每位女性患者，爱自己的先决条件是从认识子宫开始。你可能会问："子宫位在哪里呢？"子宫位在骨盆腔内，也就是在肚脐下方的腹部位置，而卵巢位在子宫的后侧方，用手触摸，约在两侧骨盆深陷之处。

从生理解剖学的观点看子宫，最重要的部位分为三个地方，一是子宫腔，二是卵巢，三是阴道。

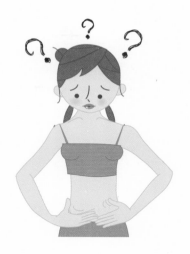

## 子宫腔

是孕育胎儿的温床，从初经到停经，都会经历着子宫内壁从厚变薄，再从薄变厚，如此反复的过程的作用，就是等待受精卵着床，并守护着胎儿长大，直到顺利诞生。

## 卵巢

每个卵巢的重量只有约3.5克，但不要小看卵巢的分量，它可是扮演着创造新生命的重要角色，当女孩长到12岁左右时，卵巢会分泌出让女孩变成女人的激素，还会分泌黄体素、滤泡成熟激素等性激素，让女人出现月经，并且开始排卵。

从女孩的初经开始，卵巢会以1个月为周期，持续活动约35年的时间，规律分泌激素及排卵，让女孩成为一名真正的女人。

终其一生，女人都会随着激素节拍活着，

从卵巢开始作用到更年期前后，至少会分泌60种以上的雌激素，有50％是在更年期前后分泌出来的，即使更年期的卵巢功能逐渐衰退，仍然会分泌激素，其中有一种雄激素会进到脂肪组织，转化为雌酮，作用是维持女性的活力及精力。

更年期的女性朋友，不要为了体重适度增加烦恼，而是要赞叹造物者奇妙的安排，这是预防骨质密度降低以及预防老化的自然调节作用喔！

## 阴道

很多女人听到阴道都会觉得害羞，甚至难以启齿，也遑论认识多深了。说穿了，阴道是一个性器官，另一方面，亦是女人经血排放的出口，每个月子宫内层剥落的经血会透过阴道排出；当胎儿迫不及待降临时，阴道又成为自然出生的必经产道。

# 每个女生都要认识的子宫

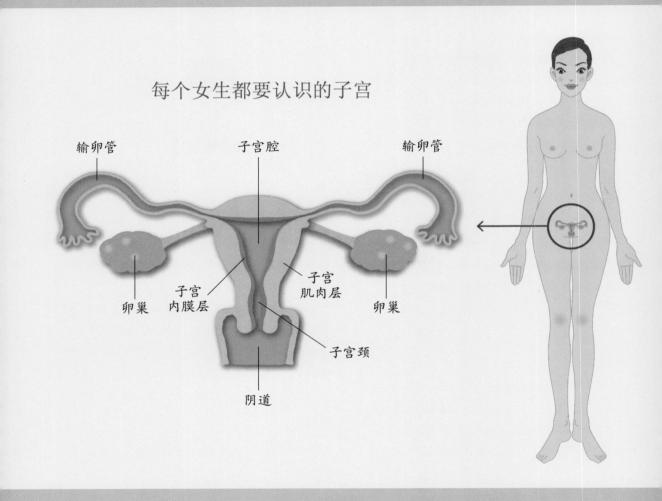

输卵管

子宫腔

输卵管

卵巢

子宫
内膜层

子宫
肌肉层

子宫颈

卵巢

阴道

# 蜕变，初潮的喜悦

就读小学6年级的子晴在农历新年，得到了一个大礼物，原来"她的初潮来了"。妈妈带她来看我，看着子晴有些尴尬又难掩兴奋的表情，我恭喜她："小女孩长大了！"

每位女孩，呱呱坠地时，身体就带有一定数量的卵子，深埋在卵巢中，那段时间，小女孩不太会感受到卵巢带给身体的影响。

随着年龄增加，到了13～14岁的青春期，体内的性激素会开始作用，于是埋在卵巢中的第一颗卵子变成熟了，就像毛毛虫蜕变成蝴蝶一般，终于从卵巢挣脱出来，经由输卵管进入到子宫里面。

在没有和男性的精子相遇的情况下，第三天后，这颗卵子会被身体吸收，经过14天，在黄体素作用下，子宫开始出现子宫内膜脱落，发生子宫出血。之后，在激素作用下，卵子成熟，等待与精子相遇，错过后，随着子宫内膜脱落发生子宫出血进行周而复始的循环，这种每个月一次的规律性出血，就称为"月经"。第一次来潮，我们又称为"初经"。

初潮形成是身体发育成熟的标志，随着初经开始，每个月经血就会准时报到，将女性带入到怀孕生子的人生阶段。子宫健康时，月经会很正常，就会具备孕育胎儿能力，当卵巢中的卵子与精子结合之后就会受孕，进而让女性升格变成俏妈咪。

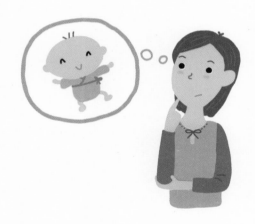

## 认识你的月经

在中医观点里，月经是否正常的观察重点，要从色、质、量以及规律性各方面来看。

◎**颜色**：以猪肝色为主，最好是没有血块，若有些微血块也属正常。

◎**经量**：以卫生棉为例，在经量多的天数中，每4小时换一片为正常，但每片不要超过八分的量。

◎**质地**：在持续的经期（约7天）中，血流正常，没有滴不尽的情形。

◎**规律**：周期为25～35天，没有延期或周期长短不一的情形。

**注意事项** 周期与持续天数，会因为个人体质而异，如果有人每次周期为40天，也算正常，但不可短于20天或是不规律，否则就表示激素分泌出了问题。

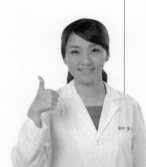

# 基础体温也会透露子宫健康

除了月经可以帮助我们判断子宫的健康状况之外，基础体温也是子宫健康的另一个风向标。

健康女性的体温会有高温期、低温期的规律变化，如果身体健康出现红灯，会打乱这种平衡。

举例来说，如果体温没有明显的变化，表示没有排卵；月经期体温没有下降而持续高温，表示有可能罹患子宫内膜异位症等病症。

## 什么是基础体温？

基础体温是指人体在较长时间的睡眠后醒来，在尚未进行任何活动之前，所测量到的体温。一般人的体温偶有高低之分，而女生，因为受到激素分泌与月经的影响，基础体温的变化与月经、排卵的规律脉动相符，所以常常是判断女生有无排卵、内分泌是否正常的重要参考信息。

## 正常的基础体温变化

从月经的第一天开始到排卵日当天是"低温期"，在排卵后，由于体内黄体素分泌较旺盛，会使得体温升高而进入"高温期"。

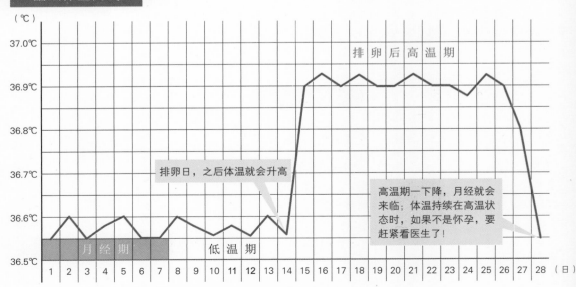

基础体温曲线

（℃）

排卵后高温期

排卵日，之后体温就会升高

高温期一下降，月经就会来临；体温持续在高温状态时，如果不是怀孕，要赶紧看医生了！

月经期　　　　低温期

## 帮身体写日记

记录基础体温的同时，如果把日常生活的变化也记录下来，像月经来潮、做爱、每天起床的时间，或是感冒、头痛、腹泻、发热、饮酒之类，也会影响体温的状况，都可以特别记下来。

每天记录基础体温，就像是帮身体写日记一样，除了未来需要专业咨询时提供给医师精准判断自己的身体状况之外，基础体温还可以让女生健康管理自己的身体。

## 基础体温可以告诉你的事

1. **预测下一次月经时间**：低温期结束，紧接着就是高温期，通常会维持两周，而当高温期结束，体温下降之后不久，月经也就来临了。

2. **预测易受孕时间，做个有准备的妈咪**：排卵日一般都是发生在下次月经来潮的前14天加减2天，由于排卵日当天或隔天，体温就会上升，也就是说，低温期的最后一天就是排卵日，而卵子的生命约为24小时，精子的生命约为72小时，所以可以预期下次月经来之前的11～19日之间最容易受孕。

3. **是否怀孕**：如果受孕，黄体素就会持续分泌，使体温不会下降，如果持续高温超过16天以上，就可能是怀孕了。

4. **推算预产期**：只要从排卵日向后推算264～268天，或加上38周，即可推算出预产期。

5. **自然流产的可能性**：如果受孕后持续高温超过3周以上，发生出血，或体温下降的情况，就有可能流产，应立即就医诊疗。

6. **该看医生了**：如果基础体温失去了规律，也不同于前述的判断，代表身体开始有一些异常的变化，最好及时就医。

> **怎么测量基础体温？**
>
>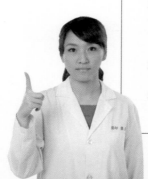
>
> 基础体温一定要在早晨醒来，还没下床、身体静止时测量，每天须在相同的时间进行。若是早晨不方便测量，也可以选择固定的时间进行，但千万要注意，测量半小时前，不可激烈运动或饮用冷热食品。
>
> 1. 购买1支"基础体温计"：基础体温计和一般体温计不同，刻度较密，要特别注意喔！
> 2. 睡觉前应置放在枕边：每天早上醒来时就要测量，所以睡前应放在可以随手拿到的枕头边。
> 3. 置放舌下测量：隔天早上睡醒，还没有下床活动时，将基础体温计放在舌下测量3分钟，并记录在基础体温表上。（本书最后附有基础体温记录表。）

# 女性的五脏六腑，反映子宫的健康

## 五脏六腑的功能与分工

| 五脏 | 制造并储存气、血、津液 | 肝 | 心 | 脾 | 肺 | 肾 | |
|------|------|------|------|------|------|------|------|
| 六腑 | 消化吸收 | 胆 | 小肠 | 胃 | 大肠 | 膀胱 | 三焦 |

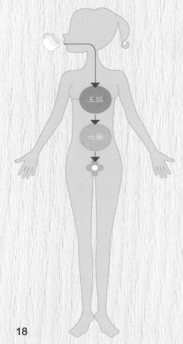

## 中医调养子宫，从根本做起

　　子宫是孕育生命的温床，用"孩子的殿堂"更能贴近对子宫的描述，要孕育健康的胎儿，充足的养分非常重要。

　　子宫既是胎儿的营养站，就不能只谈子宫、卵巢、输卵管的生化系统变化，而是要从根本源头的五脏六腑谈起。只要肠胃系统、呼吸系统、血液循环系统正常，子宫就会健康，月经就会正常，人也会神清气爽、青春亮丽，倘若五脏六腑出了问题，子宫的问题也会接踵而至。

　　中医讲的五脏，是指心、肝、脾、肺、肾，六腑是指胆、胃、小肠、大肠、膀胱及三焦。中医认为，一个人的精、气、血是由五脏所统管，脾统血，肝藏血，心主血，气息由肺掌理，精气则由肾掌理。六腑管的则是消化食物，吸取精华，排除废物。

# 五脏之肾 vs. 六腑之膀胱

中医指的肾脏，不是单纯指有形的肾脏器官，还泛指泌尿系统，主宰着先天之气及后天之气。人出生之前，在还是胚胎时，精气就已蕴藏肾气中，有了人形之后，精气就会转移至肾脏中，就是说肾脏是人体的先天之气，然后才会有生生不息的后天之气，而且与膀胱、骨髓、脑、头发、耳、男女生殖器构成肾脏系统。

这个与生俱来的肾气会主宰我们的一生，包括生殖、生长、发育，直到身体衰败为止，所以肾气会直接影响子宫营养站的功能。

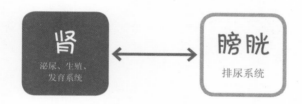

## 肾气不足，手脚冰冷

肾掌管生殖发育，关系着脑与骨骼的生长，按现代的说法就是硬件，但是，硬件的运行与保养，还要靠使用者对于软件的正确运用以及让其适当的休整，这也说明为何睡眠对于女人的美容这么重要的原因。

肾病常见的症状有神经衰弱、腰膝酸软、头发早白、不孕、阳痿、月经失调、水肿、大小便失常。不仅如此，男子的阳痿、早泄、不育，女子的宫寒不孕等，这都是因为肾主生殖的功能——"命门之火"——不足了。

命门火衰时，生殖功能也会随之而衰退，并伴有畏寒肢冷，腰膝酸软，头晕目眩，精神疲惫，面色苍白，舌淡苔白，脉沉细无力等症状，也就是所谓的"肾阳不足"、"肾阳虚"、"子宫冷"、"冷底"等问题。

大多数的女人在生理期时，都会有手脚冰冷现象，多半与肾气不足有关。还有些女人先天性3个月才来一次的季经，或是有一些遗传系统疾病，这些都是由于肾病所致。

# 五脏之肝 vs. 六腑之胆

中医讲的肝，不仅仅指肝脏功能，还包含脑及自律神经系统，肝储藏血液、调节血量作用、协助脾胃消化，并与情绪控制相关，特别是愤怒、压力与恐惧，亦影响眼睛、女性月经。胆附属于肝，参与思考活动，肝疏排功能正常，胆汁才能顺畅，两者互相影响。

肝脏的气化循环与维持子宫的健康有着密切关系，若肝脏有病变，罹患子宫病变的几率也会提高。

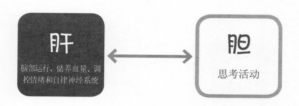

肝
脑部运行、储养血量、调控情绪和自律神经系统

胆
思考活动

## 肝郁不疏，情绪失控

中医对于女生的肝气非常重视，有"女子以肝为天"，肝藏血，主疏泄，性喜条达的说法，意即情绪对于女生的重要性，因为肝是我们藏血的器官，主要是疏泄情绪等作用，所以我们会对于爱生气或是常熬夜的人说"爆肝"的戏谑说法。

肾精虽是月经产生的根本，且有"经水出诸肾"的说法，但肾精必须化以为血，藏之于肝，注之于脉，才能转化为月经。

如果情绪郁闷，无法疏泄，心事憋在心里，久而久之，因肝郁而造成激素失调，进而长黄褐斑，所以疏肝解郁的方法，也是常见的女人祛黄褐斑的治疗方法，所以女人们无论如何都必须养好自己的肝。

与经期综合征相关的头晕、头痛都和肝有关；若未受孕者，每个月的经血就会靠肝的疏泄作用排出，所以月经的规律性与肝有关，因此这也可解释有部分女生在遇到压力时，如考试、比赛、恋爱分手等重大事件时，会有月经不规则或暂停的情形。

除情绪影响之外，胸胁部位胀痛不适，也是肝病常见的症状之一。

## 五脏之脾vs. 六腑之胃

中医认为肾为先天之气，来自父母亲，而后天之本是由饮食而来，所有饮食的消化、吸收和传输养分、水分是由脾胃负责，两者互相配合，完成消化吸收和运输营养的工作。

胃负责吸收、初步消化；脾主运化，具统帅血流、掌管四肢及肌肉的功能，将多余的水分转送到肺和肾，最后再透过肺、肾的作用化为汗和尿液排出体外。

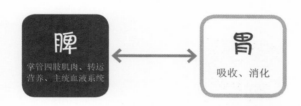

脾
掌管四肢肌肉、转运营养、主统血液系统

胃
吸收、消化

### 饮食不良，子宫易病

脾的主要功能是运化水谷精华及水湿，就是我们吃进去的食物，经过我们的脾胃消化与吸收之后，变成了营养的精华，所以是所有的血液的来源，又主统血；若是胃中营养物质旺盛，而脾施行运化之职责，气血充足，进而下注冲任经脉，血就可以下注入胞宫（子宫），就是我们的月经。

另外，脾胃为后天之本，气血生化之源。人体摄取食物之后，才能转化为气血，再成为经血，因此子宫需要营养来维持每个月生理周期，若是因为喜欢吃冰冷或油炸食物、暴饮暴食，而扰乱了脾的运化功能，甚至是因为忧思或是疲劳过度等情形，都会伤害到脾胃的功能，进而可能影响月经周期或产生月经量过少，使得子宫生病，甚至导致不孕的情形。

还有些厌食症的患者会有月经停止的现象，这是脾功能遭到破坏的原因。

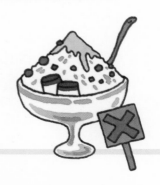

# 五脏之心 vs. 六腑之小肠

中医典籍记载，心是脏腑中最重要的器官。心的生理作用有二：一为行血，作用为输送营养物质，让五脏六腑、四肢百骸、肌肉皮毛都能充分获得营养；二为生血，目的是让体内血液不断得到补充，当胃肠消化、吸收的精华，经过运化后，养分会输送到心肺，并灌注到心脏化成血液。中医认为，心主神志，主管大脑记忆、思考、精神及睡眠等心神意识。

小肠位于腹腔，将食物进一步消化，吸收营养精华，排除废物，心的阳气下降于小肠之中，帮助小肠分辨精华或废物，若心火旺，小肠亦会过燥。

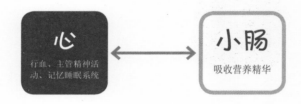

## 心神损伤，气血两失

心主血，其充在血脉；肺主气，宣布于全身。女子以阴血为至，胞脉属心而络于胞中，心主血脉的功能，将直接或间接影响到妇女的生理活动和病理变化，只有心神畅达，心阳之气下降，心血下交于胞中，月经才能按期来潮。

心与月经的关系包括心主血脉以及心主神志两个方面。一是心参与生成血液；二是心气推动血液的循环运行。心接受水谷精气滋养的同时，把一部分精气输送至血脉，以保证气血的正常运行。

月经失调多因思虑过度损伤心脾，脾虚则化源不足，冲任失养；心气不足，不能奉心而化赤为血，而致形体消瘦及月经量少，甚至闭经。

正因为心既外合于"血之府"的脉管，又是血液运行的动力所在，所以全身各脏腑、组织能及时得到最重要的营养物质心血的濡养，维持各种生命活动。

心正常，子宫自会得到滋养；心功能不佳，就会影响到血液及神智的功能。

# 五脏之肺 vs. 六腑之大肠

中医所讲的肺脏不只是解剖上的肺脏器官，还包含与肺脏相联系的部位与作用，肺的功用很多，主一身之气、主声，肺功能正常，则全身气道畅通；肺经向下与大肠相连，肺脏不仅具有呼吸功能，更能调节各项通道，下输膀胱，以保持泌尿系统通畅。

大肠功能主要是吸收水分，排除废物，大肠的传导有赖于肺气畅通，肺气畅通排泄才能顺畅。

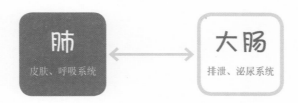

## 肺气不通，排泄不良

肺主一身之气而朝通百脉，有宣发肃降的作用。肺气宣发，才能输送气血津液于全身，以营养各个脏器；肺气肃降，才能通调水道，下输膀胱，保持人体水液的输布排泄；若肺之宣发肃降功能失常，不能朝通百脉，则心主之血不畅，肝失其疏泄，脾失其健运等，就会成为月经病之肇端。倘若肺气不通或有障碍，女生就会发生便秘或腹泻的状况；此外，如果患有过敏性鼻炎的女生，月经前过敏发作的情形也是较为严重的。

## 六腑之三焦，疏运全身气血营养

三焦属于六腑之一，以横膈膜划分，以上包括心肺，称为上焦；以下到肚脐包括脾胃，称为中焦；肚脐以下包括肝肾、大小肠、膀胱等，称为下焦。

三焦主要是进行人体气化及水分运行顺畅的作用，综合全身肺气、脾胃运化、肾与膀胱调节和排泄系统等功能。若是失调或郁塞，便容易影响脏腑的运作，这也更进一步表明，女生身体有赖于全身脏腑的协调合作，要调养到最佳状态，五脏六腑的平衡缺一不可。

# 子宫保养好，
# 会变瘦变美变年轻

<table>
<tr><td rowspan="10">女生一周期的保养秘诀</td><td>月经期</td><td>滤泡期</td></tr>
</table>

**月经期**

低温期

1日　　　　　　　　　　　7日

(1) 不宜熬夜：这段时间容易感冒生病，应该维持正常作息时间，让自己睡眠充足，增加抵抗力。

(2) 注意清洁卫生：最好能穿着透气性佳、吸汗力强的内裤。

(3) 注意身体的保暖：月经期间因为血液流失，抵抗力变差，要尽可能避免淋雨、风吹、日晒或洗冷水澡，以免伤风感冒。保暖也可以促进身体的血液循环，有助经血排出。

(4) 补充足够的营养：因为经血的流失，抵抗力不如平常，要补足充分的营养素，选择肉、鱼、豆腐等富含蛋白质与铁质的食物，不宜摄食生冷、过咸或辛辣的食物。

(5) 从事较和缓的运动：注意运动不宜太过激烈，可做一些柔软体操，帮助维持体力，使经期更为顺畅。

**滤泡期**

排卵日，之后体温就会升高

14日

(1) 减重的最佳时期：由于身心都处于最高峰，是体重最容易减轻的时期，想瘦身的话，可不能错过！

(2) 精神状态最稳定的时期：不妨利用这段时间，积极安排旅行与约会，充分享受人际互动的愉悦与温暖，度过难忘的快乐时光。

(3) 全身散发女性魅力的阶段：由于雌激素大量分泌，全身上下散发出女性的独特魅力，不论气色、体力、判断力、心情都处在颠峰状态。

(4) 皮肤状况最好的时期：此时是皮肤状况最好的时期，要把握这段黄金时间。除了做好基础的保养工作，还可以加强肌肤的保湿，让肌肤变得水嫩。

(5) 四物汤在此时期服用最佳：四物汤最适合在月经过后服用，用以补充能量，可以减少经痛、经血不畅、腹胀等情形。

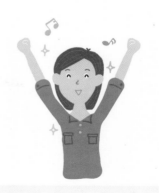

女性体内的激素所产生的影响是很微妙的，只要能充分掌握一周期的保养秘诀，自然而然就能体态匀称，皮肤光滑细致，洋溢着女性的妩媚。

## 黄体前期（排卵期）

高温期　　　　21日

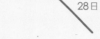

(1) 皮肤状况不佳：排卵后1周，由于黄体素分泌开始上扬，皮肤毛孔开始有粗大化的倾向，同时皮脂分泌也增多，所以要注意脸部清洁，并做好保湿、防晒。

(2) 多补充矿物质含量高的食物：平常饮食上，多补充一些富含矿物质、钙质的食物，像海藻类、小鱼干等等，补充随着经血流失的钙质与矿物质。

(3) 多食用蔬果：有些人会开始出现一些经前综合征的症状，所以可以摄取一些帮助改善不适的食物。此外，要多食用一些富含纤维的蔬菜水果，避免便秘的问题。

(4) 容易受孕的阶段：这个阶段是女性较容易受孕的颠峰期，如果打算生宝宝，不妨多增加与先生相处的时间。由于情欲高涨，女性此时也最能够享受夫妻之乐。

(5) 情绪紧绷、注意力无法集中：黄体前期的女性情绪开始变得紧绷，容易产生注意力不能集中、判断力迟缓的问题。

## 黄体后期

28日

(1) 皮脂、黑色素分泌旺盛的阶段：受到黄体素的影响，皮脂与黑色素分泌最旺盛，痘痘、粉刺和肤色暗沉等现象开始出现。要特别注重肌肤的卸妆和清洁，并加强防晒的工作。

(2) 身心状态不佳的时期：这段时间食欲不佳、情绪不稳的情况十分普遍，要尽可能保持生活规律，兼顾睡眠的质与量。可喝一些花果茶，减轻疲劳、舒缓精神。

(3) 多吃纤维含量高的食物：在黄体后期可以多吃一些如白菜、糙米、西红柿、胡萝卜这一类富含高纤维素的食物或深绿色蔬菜或碱性食品，帮助肠道畅通，避免长痘痘与便秘的困扰。

(4) 避免食用刺激性的食物：少吃肉类、面食之类的酸性食品，另外如太油、太甜或具刺激性的食物也不宜食用，避免肝脏与小肠功能受到影响，使营养吸收变差。

(5) 制造令自己愉悦舒适的环境：经前综合征多在这段时期发作，最好能多制造让自己觉得舒适愉快的环境，缓和情绪，减轻经前的不适感。

# 女性青春的三大关键期

除了重视生理期的保养秘诀，女性想要永久保持青春美丽，一生中另外两个重要关键期，也决不能掉以轻心，那就是产前产后的保养，以及更年期的照护。要想拥有健康细嫩的肌肤、漂亮的体态、不老的活力，就要针对不同的阶段，根据身体的不同变化，采取不同的保养护理。

## 好好坐月子，美丽加倍

我知道很多年轻的妈妈，对于坐月子这件事有不同的看法。以前信息不发达，没得比较，现在信息发达，有太多机会了解其他国家的养育文化。当她们了解欧美产妇、日本产妇没有坐月子习俗，生完孩子，休息一两天，就回工作岗位了，觉得不可思议，当然会提出为什么中国女人就一定要坐月子？

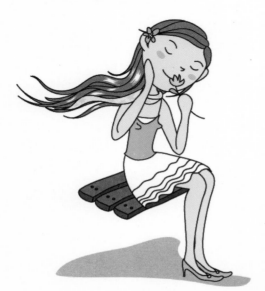

中国人向来很重视坐月子，这和以前医学及公共卫生不发达有关，因为产妇及新生儿在坐月子期间经常感染疾病死亡，加上认为妇女在生产过程中，消耗太多元气与体力，因此衍生许多禁忌，调养的时间约为一个月，因有顺产和剖腹产，需休养30～40天，所以称为"坐月子"。

从女人受孕到怀胎十月，随着宝宝不断长大，原本只有拳头大小的子宫也不断撑大，以给予宝宝最舒适的成长空间，一旦生产完后，子宫就像立刻泄了气的皮球，短时间无法恢复到正常大小，为避免子宫松弛、下垂，就需要在坐月子期间，进行中医食补，让子宫能顺利且健康地重新回到骨盆腔内。

中医认为，产后坐月子是改善体质的良机，以往可能容易手脚冰冷、畏寒的体质，如果坐月子期间保养得宜，原本的不佳体质也可以大转变，变成良好健康的体质。

部分现代新潮的妈妈，常会认为坐月子的禁忌只是形式，但是，从老祖宗时代传承下来的行为，其实蕴藏很深的智慧，尤其坐月子期间，可以让产妇得到充分休息，储备照顾婴儿的体力，中医讲究的是"致中和"的治疗观念，不论体质是虚、是实、是寒、是热，都要达成一个平衡，不可过分强调任何一方，所以坐月子就是将妈妈体质调整到最佳状态，如果月子坐得好，还能调整过去不良体质，变成大美人。

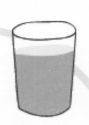

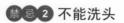
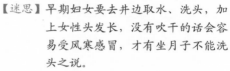

## 禁忌 **1** 不能喝水

【迷思】传统观念认为孕妇在怀孕后期，身体里的水分比孕前多40%，产后要再过一段时间才能将身体多余的水分排光，深怕喝水会不利水分排出体外，小腹变大等。

【破解】冷饮不宜，但喝温热开水、站着喝就没问题。

## 禁忌 **2** 不能洗头

【迷思】早期妇女要去井边取水、洗头，加上女性头发长，没有吹干的话会容易受风寒感冒，才有坐月子不能洗头之说。

【破解】现代科技发达，已有吹风机，产妇可以洗完头后立刻吹干，就可以避免着凉。

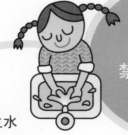

**坐月子的禁忌与迷思**

## 禁忌 **3** 不碰生水

【迷思】由于产后气血筋脉俱虚，不宜再受凉，尤其避免顺产完后阴部伤口受到细菌感染，而不建议碰生水。

【破解】刚生完前三天可用擦澡方式，待体力逐渐恢复，一周后可以进行热水淋浴，建议不论洗澡或洗头，都应在浴室吹干头发、擦干身体并穿好衣服后再出来，以防受凉。

## 禁忌 **4** 生冷食物

【迷思】产后容易气血两亏导致脾胃虚弱，消化机能减弱，若吃蔬菜、水果或生冷食物会刺激胃部，容易引起胃肠不适。

【破解】蔬菜、水果都含有丰富的维生素，可适量食用，若产妇有便秘现象，还可促进肠胃蠕动，有利通便，若肠胃较虚弱者，宜从少量开始进食。

### 很顺、很自然的更年期调养

不要以为更年期停经，子宫就不需要调养了。经期开始变化，减缓到停经的过程，身体会经历一些过度的不适，如月经时间开始偏早或变晚，量减少，容易失眠、盗汗、健忘、心悸、呼吸困难，身体常会莫名其妙突然发热，皮肤也变得越来越粗糙等情形，多少会造成生活上的困扰，如果懂得提早调养，不仅可以延缓更年期的到来，更可以减轻身体不适，让生活更自在。

### 饮食调养祕诀：

1. 均衡饮食并加钙：更年期女性因为卵巢激素分泌不足，容易流失骨质，此时不宜再贸然节食，否则会增加骨质疏松的风险，应该维持均衡的饮食，并且摄取含钙食物，充足的钙质同时也能避免夜间盗汗、腿部抽筋或情绪沮丧。

2. 摄取助眠食材：如黄豆、山药、红枣、百合等，对于改善更年期女性尿频、失眠也有很大的帮助。

3. 多喝水：补足水分，能减轻发热潮红等不适。

4. 少喝咖啡与酒：咖啡因和过量的酒精会干扰睡眠，也会影响体内激素水平，让骨质流失得更快。

### 生活调养秘诀：

1. 每天可选在清晨或黄昏晒太阳，至少10分钟，可以促进维生素D在体内合成，以提升钙质的吸收率，防止骨质疏松。

2. 养成运动的习惯，能舒压又能预防骨质疏松，最好选择能加强骨骼作用的负重运动。

3. 睡觉时穿透气的棉质衣服，并保持卧室通风良好，才不至于加重闷热感及患感冒。

4. 调整心态，结交知心好友，多参加社团活动，也可让心境变年轻。

5. 可在医生指导下进行激素疗法，改善生活质量。

## 女性常见8大问题体质

倘若子宫猛闹情绪，轻则让女人每月常要请假休息，严重者还可能到医院挂急诊，依照个人体质差异，在月经来潮时会有不同的症状，中医会透过辨证论治，针对不同病情对症下药，让女人能轻松愉快度过这段生理期，不再是冰棒美人或苍白美人，而是气血红润、身心快乐的美人。赶快来看看，自己究竟是不是问题体质呢？如果是的话，可不能再忽视子宫的呼救啊！

**女生最常发生的8种问题体质**

| 症状 | 体质 | 月经状况 |
|---|---|---|
| 脸色萎黄 / 头晕目眩 / 心悸 / 皮肤不润 / 大便干燥 | 血虚型 | 经血少、色淡质稀 |
| 形体消瘦 / 头晕目眩 / 手足心热 | 阴虚内热型 | 月经量多、经血鲜红、易有血块 |
| 脸色淡黄 / 倦怠乏力 / 口淡无味 / 食后腹胀 | 脾胃虚弱型 | 经血少、颜色淡 |
| 体质虚弱 / 脸色惨白 / 晕眩耳鸣 / 腰脊酸楚 / 两腿软弱 / 畏寒背冷 / 小便清长 / 小腹发凉 | 肾气不足型 | 经血少、颜色暗淡、质地清稀 |
| 脸色苍暗 / 精神抑郁 / 胸闷 / 两乳发胀 / 左右两胁胀痛连到腹部 | 肝气郁结型 | 经血少、颜色暗沉 |
| 脸色暗紫 / 皮肤干燥、有鱼鳞状 / 小腹疼痛、或有积块、痛处不移、按之疼痛 | 淤血阻滞型 | 经血少、颜色暗红，可能混杂血块 |
| 脸色发青 / 小腹冷痛 / 得热痛减 / 肢冷畏寒 | 寒湿凝结型 | 经血少、颜色淡或紫暗，质地清稀或混杂血块 |
| 月经连续数月不正常 / 体型肥胖 / 面色浮黄 / 胸闷肿胀 / 嗜卧多眠 | 痰浊内阻型 | 经血少、颜色淡、质地黏稠 |

# 第二篇

# 原来，
# 这都是子宫的求救

据研究发现，女性在感受疼痛的程度上远比男性更为严重，

女人终其一生会感受比男人更多的疼痛。

研究还显示，女人会忍受来自身体各部位的疼痛，

甚至某些疼痛的持续时间还会更久。

很多人一直认为，女人忍受疼痛的能力比男人来得更强，

这些研究似乎给了一个合情合理的解释。

但是女人可别被长久习惯性的疼痛给蒙蔽了，

以为每月得忍受经痛或者面临生育的疼痛等，

别忽略这些疼痛感，也许它正是子宫在向你求救的声音！

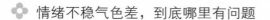 情绪不稳气色差，到底哪里有问题

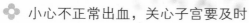 痛是最直接的呼救，再忍下去会很严重

❖ 子宫运作看周期，规不规律很重要

❖ 小心不正常出血，关心子宫要及时

❖ 令人好奇的月事卫生用品

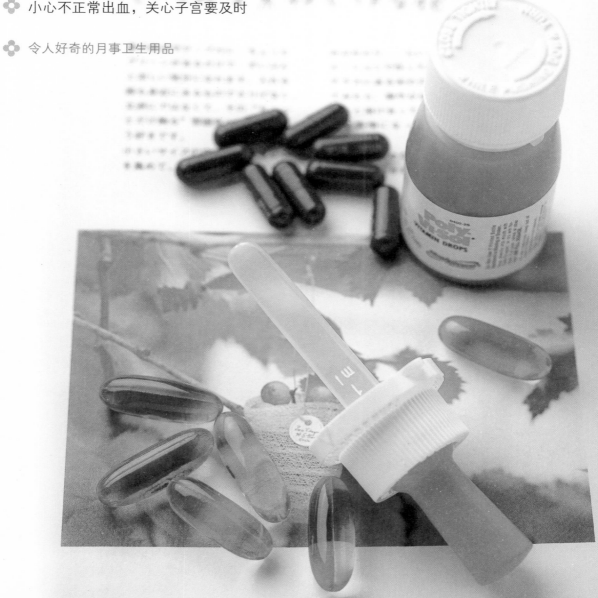

# 情绪不稳气色差，
# 到底哪里有问题

淑惠35岁，外型丰腴，她来诊间找我，述说每个月经痛的情况："每次我发现子宫不舒服时，就会抽痛，痛一下，就有血块跑出来……"这让她觉得很困扰，月经来时，她的脸色也苍白，看起来疲倦不已，每次月事来，就会受到周遭朋友的密切关心。

我用中医学理的角度观察她的症状：月经血量渐少，血块多，排出后就不痛，疼痛点并不固定，常常是胀感大于痛感。月经前胸胀乳胀，这是肝气郁结的典型症状，但更为重要的是，这是如何引起的？

淑惠继续说着："不只这样，每个月总有几天搞得我紧张兮兮，还常常跟别人吵架。"我再追问饮食状况，她说："每次月经来时，我都口干舌燥，就算很难过，但为了'她'，也不太吃冰啊！"从她愤愤不平的表情，我知道她认为让她疼痛又情绪低落的原因，全都是子宫惹的祸。

于是我换了角度问她："请问一下，你一星期吃几次泰国料理或是麻辣锅呢？""唉！你知道的，我男朋友最爱吃麻辣锅，我没办法不陪他！一星期总要吃个三次，怎么办呢？"

听完淑惠的描述，心中一个拍案："就是这个了！"我不禁想要宣读米兰达原则（Miranda Warning）："你有权保持沉默，你所说的一切都将作为呈堂证供……"因为淑惠的嗜吃辣、炸等刺激性食物，让体质转变为肝气郁结的情况，进而出现气滞血淤、经血排出困难，造成痛经到打滚的主因——因为子宫受伤了！

# 一忍天下无大事

通常来看诊的女生，都是已经疼痛到不行了，才会想到要就医，所以我常会用很慎重的口吻告诫她们说："子宫有疼痛征兆，就代表有问题，但千万不要忍痛到很严重的时候才来找我。"

来看诊的女生病患中，至少有50%的患者都有经痛困扰，只是疼痛程度不同而已，听到女生述说疼痛的不舒服，我常会很心疼，但这又何尝不是造物者的设计呢？子宫会用疼痛表达，就代表她在抗议："我有问题了，让我休息，请好好照顾我。"

但是有些女人认为痛经没什么大不了，还会说："女人痛经天经地义，一个月就那么一两天痛，没什么大不了，忍一忍就过了！"我以为这种老祖母的论调已经过时，但没有想到，现代自主力强的大都会女人，依旧如此缺乏健康观念。

诚如第一章所说，在台湾，35岁以上妇女超过1/3罹患子宫肌瘤，换言之，每3个妇女

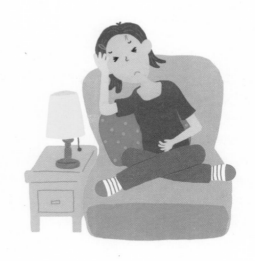

中就会有1个患有此症，更有许多女人拖延就医，导致遗憾的结果，其实如果子宫已经有肌瘤，从每个月来的月经就可一窥端倪，如月经量大、经期超过5天以上，腹痛、尿频、便秘或腹泻，骨盆腔感觉不舒服，甚至性交的时候会出现疼痛。

子宫并非想象中一直沉默、闷不作声，当发生问题或病变时，她也会适时求救，只是，聪明的女人，你有没有听到呢？

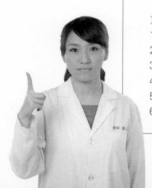

## 赶快看医生，不要再拖了

有以下症状，早点治疗早点让身体在最年轻健康的时候复原，拖到严重时再处理往往是越来越棘手，千万不要拿自己的幸福美貌开玩笑！
1. 每次来月经，血量大。
2. 每次经期都超过5天以上。
3. 时常有腹痛情况发生。
4. 有尿频习惯。
5. 经常便秘或腹泻。
6. 骨盆腔感觉不舒服，性交时甚至会出现疼痛。

## 全身不对劲，经前综合征上身

多数的女人都会在生理期前感到不适，可能为了一点小事情就大发雷霆，或者出现莫名的情绪低落、焦虑，怎么看男朋友或老公都觉得不顺眼，除了情绪起伏大，生理上也出现乳房胀痛、水肿、头痛、腰酸背痛、注意力不集中或睡眠障碍等各种症状，上述现象通常发生在月经来潮前两周内开始，有人7~10天、或2~3天不等，这些种种不适症状，我们统称为"经前综合征"。随着月经来潮后，这些症状就会消失。

根据医学研究显示，经前综合征的症状主要发生在25~35岁的女性身上，一直到更年期皆可能发生，超过85%的女性会出现上述至少一种症状，其中2%~10%会因此影响到日常生活与正常工作。

### 中医调养的关键

调养上，中医认为"经前综合征"与肝的"疏泄"功能异常有关，也就是调节情绪的生理功能失调了。尤其现代人精神压力大，焦虑、抑郁，容易有中医所谓的"肝气郁结"，而导致经前综合征的发生。

除了以中药方剂改善或药膳调理（见本书第四篇）之外，症状发生时的按摩舒缓（见本书第五篇），每天养成规律的运动，饮食方面少吃油炸、咸、辣等重口味食物，都能对改善经前综合征的身心困扰有实质帮助。如果前述的经前综合征症状轻微，不致影响工作，可先观察一段时间，可从自我保健法做起，能有助减缓经前综合征发生，若已严重影响日常生活与工作，就需要求助医师，积极治疗。

## 经前综合征的常见症状

1

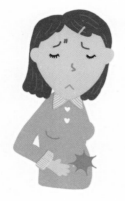

 腹部闷胀

在经期前1~2天，或是月经来潮的第1、第2天，有隐隐作痛、闷胀的不舒服，是因为激素的变化所致，会随着经血排出逐渐消失。轻微的下腹部闷胀，不需要特别治疗，稍作休息即可舒缓。

**注意** 但如果闷胀持续，而且转成严重疼痛，影响整个腹部、腰部、尾椎，甚至出现冒冷汗、脸色发白、痉挛、昏倒的状态，无法正常上班上学，就需要就诊。

**2**

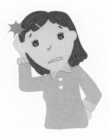

### ❖ 头痛

"好朋友"还没有到，头痛就已先行报到，似乎头部装了一颗不定时炸弹，随时都会爆炸。

注意 如果头痛程度已经造成工作或是生活上的困扰，就必须上医院就诊治疗。

**3**

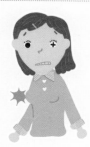

### ❖ 胸部胀痛

一般说来，经期前3天或5天，由于受到激素分泌的影响，胸部乳房或多或少都会感到胀痛，这属于正常现象。

注意 如果乳房胀痛是出现在更早的经期前后或是排卵后，甚至穿内衣时都会明显触痛，就要小心，最好尽快求医，以免延误就诊。

**4**

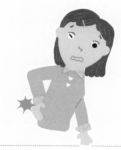

### ❖ 腰酸背痛

在生理期间的腰酸背痛，可能是因为腰部与支撑子宫的韧带相连接，受到子宫膨胀的牵引，这时的骨盘受到压迫后很容易产生淤血，如果又没有保暖，淤血会加剧，腰酸越加严重。

注意 如果酸痛到不行就别逞强了，赶紧去就诊吧！

**5**

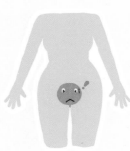

### ❖ 膀胱及尿道发炎

膀胱及尿道发炎是很不舒服的状况，尽快找医师治疗避免恶化是最好的方式。

注意 尿液中有血，发炎疼痛已经超过24小时仍未见好转，已经怀孕或是怀孕中呈发热状态，严重的腹痛，不是第一次发炎已有连续复发的情形出现时，再拖恐怕对身体会伤害很大，千万不能大意。

# 痛是最直接的呼救，
# 再忍下去会很严重

现场诊断

身高165厘米、体重65千克的小贞，肤色黝黑，乍看之下，应该是个阳光少女，平常容易觉得口渴，而且喜欢喝冷饮，虽然常喝水，却觉得水分排不出来，小便不多且便秘，也常为大便干燥的问题困扰，而每个月来拜访的"好朋友"，也让她痛彻心扉，若是痛到受不了，便找止痛药吃。这样月复一月的疼痛、吃止痛药的循环，让她的情绪很低落，同时也担心止痛药对身体造成影响。

对于忍受经痛的做法，女人最常见的做法是吃止痛药。止痛药到底有多热门？从药厂特别开发"舒经热饮"止痛药，可见一斑。我就常常被问道："常常吞药丸或喝热饮缓解疼痛，会不会有什么副作用？"

每次来月经都腹痛，就是一种不舒服的反应信号，越忍越糟糕！我最担心女人习惯忍耐痛经，忍到最后，就是恶疾上身，要救都来不及救，所以女人一定要多爱自己一点，生理期因子宫收缩之故，有痛感是正常现象，一旦超出个人的忍受程度，就不正常了，此时一定要及早求教医师，找出原因。

站在中医师的立场，倘若经痛为激素分泌引起子宫收缩的疼痛，并不影响正常的生活及工作，我认为适度热敷及按摩予以缓解，或经中医依体质调配的药膳茶饮，这是最好、最安全的做法，不仅无副作用、对身体也有很好的调养效果，同时也能为自己的身体做好长远的保护。

# 疼痛恐是生病前兆

我常会遇到对止痛药依赖过度的女人，这实在是令我感到忧心，简直是忽视子宫的呼救，拒绝倾听子宫真正疼痛的声音。身体是很聪明的，器官进入器质性病变时，病变的疼痛不会因为你经常饮用舒缓痛经食物就会消失，只要发现经痛感受不对、超乎异常，就必须挂号求诊，不要以为忍耐一下就过了。

## 中医怎么看待经痛？

许多女人来看诊，至少有半数以上是因为经痛问题而来，由此可见女人其实很关切"痛经"这件事。到底痛经是如何发生的，因为医理不同，中西医也有不同的解读法。

中医对于经痛的关注已有数千年的历史，在中医典籍里，会不时有经痛的记载，像"经行腹痛"、"经前疼痛"、"经行腹痛牵引腰腿"，这些都是在描述痛经症状。而引起经痛的原因，主要还是和气滞、寒凝、气虚、血热有关。

气滞：中医认为是肝郁、肝气不疏引起经痛，倘若女人平时很容易有精神抑郁、紧张、易怒情形，在月经前和经期中，下腹部会发胀、疼痛难受，有下坠的感觉，乳房也会胀痛，有时连带着大腿内侧和肛门都会有疼痛的不舒服感觉。最常出现的症状有经前乳胀、腰腹胀痛、烦躁易怒、月经量少、经血夹块色紫黑、月经延后来潮、下腹疼痛等。

寒凝：中医有"天寒地冻，经血凝滞"的描述，意思是说体质虚寒的女人，或者有感冒，或常吃生冷食物，经血都会凝结成块，形成血淤情形，这是因为小腹是冲脉、任脉的必经之地，又为阴经相交之处，属阴中之阴，最易聚集寒气，所以在月经前、月经期间，小腹常会有"冷感"绞痛。常见的症状有经行量少夹血块、色暗黑、经质清稀、经前或经期小腹"冷感"绞痛，得温痛减，经期多延后，平时畏寒、四肢冰冷、白带多、易腹泻。

气虚：最常见的是劳倦过度，或大病、久病消耗掉太多气力，所以会有下腹部闷痛的不舒服。月经来时或快结束的时候，肚子隐隐作痛，用手按摩会舒服点，但很难入睡，躺下之后很久才能睡着。症状有月经提前、量多，或崩或漏、淋漓不止、经血淡红清稀，小腹有下坠感、经后下腹闷痛。平时面色苍白、少气懒言、易流汗、感冒、胃口不好等。

血热：主要是受到外界环境的炎热，或喜欢吃辛辣食物及吃了过多药膳、补药所引起，常见的症状有经血量多、色紫红、质黏稠有块、急躁易怒、唇干心烦口渴等。

## 西医怎么看待经痛？

西医则将经痛分为原发性经痛及续发性经痛两种。

### ◆原发性痛经

又称功能性痛经，是一种非骨盆腔病变的经痛，与子宫内膜的前列腺素分泌过度旺盛，造成子宫强烈收缩及缺血有关。当子宫内膜成熟时，也就是分泌黄体期时，前列腺素特别容易产生。有些女人在经痛发作时，常会以为是其他化学刺激或是感染所造成的腹膜炎，但是两者之间仍然有很大的差别。

原发性经痛通常发生在月经开始之前的几小时或月经开始之后，会持续1~3天，尤其在耻骨上会有痉挛性的疼痛，有时会伴随着腰酸，疼痛也可能牵连到大腿，恶心、呕吐、腹泻的情况也很常见，严重的患者甚至可能晕倒。遇到原发性经痛时，按压肚子、按摩腹部或改变姿势，可减轻经痛症状。

◆续发性痛经

是指骨盆腔病变的痛经。通常发生在初经之后的几年才开始，主要原因是骨盆腔病变所造成，如子宫内膜异位、子宫腺肌症、腹腔或骨盆腔粘黏。

子宫内膜异位是一种慢性发炎的状态，造成疼痛的病因并不十分清楚，在临床上，并不是每一位子宫内膜异位的患者都会疼痛，就算有疼痛症状，严重程度也不同，有30%~50%的病患的妇科疾病属于严重程度，却没有经期疼痛状况，可是有些未患有严重妇科疾病的患者却痛得死去活来。子宫腺肌症是一种子宫内膜组织长到了子宫肌肉层里面去的疾病，和子宫内膜异位有一些不同，不过两者经常同时存在，较容易发生于40岁左右的女性，除了经痛之外，性交疼痛、经血过多也是常见的现象。

腹腔或骨盆腔粘黏的原因可能是手术、感染的后遗症，疼痛通常不定时，又没有特定的位置，有一种闷痛的不舒服，又因粘黏会影响到肠胃蠕动，所以有便秘、腹泻等肠胃症状。不过，要注意的是疼痛程度和粘黏的严重程度并没有明确相关。

无论中、西医对于痛经的辨证为何，这都是属于医疗范围，不过主要目的是要告诉现代的女人，不要冷漠地看待经痛这件事，甚至觉得很难启齿或丢脸，因为透过现代医疗的诊治，可以摆脱经痛的困扰，毕竟经痛的人是你，你绝对要好好和子宫相处，与医生做到良好沟通，以缓解经痛带来的不舒服。

## 不同阶段，经痛原因也不同

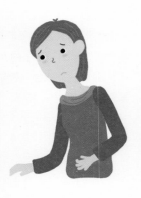

经痛是不分年龄的，但女人从初经到停经，会历经青春期、成熟期、更年期，所以不同年龄的经痛问题，症状也不同。

◆青春期经痛

这时候卵巢功能发育尚未成熟，属于无卵期，经痛情形会比较少。倘若有经痛多属于原发性，体质多为先天肾气不足，经常生病或有失血过多情形造成，若有恐惧、紧张、忧虑、郁闷，皆属于"肝气郁结"，都会使疼痛加重。因此像考试引起的紧张、朋友相处不和睦、亲子关系不良，子宫都会受到影响，跟着疼痛起来。

另外还跟青春期少女的饮食有很大的关系，倘若喜欢吃冰品、喝冰水，又不忌嘴，常吃油炸物、汉堡及裹着酸甜调味料的垃圾加工食物，身体很容易出现"寒湿凝结"、"痰浊内阻"的症状。还有人是暴饮暴食，或挑食、偏食，甚至刻意减肥不吃，结果造成"脾胃虚弱"，导致经血不平衡，不能应时而下，于是产生经痛。

◆ 成熟期经痛

倘若青春期经痛的原因未能消除，到了卵巢成熟阶段，女人一样会承受经痛的困扰，即便已婚及生了孩子的女人，一样会有经痛困扰。除了肝气郁结、寒湿凝结、痰浊内阻所形成的经痛症状外，还有"阴虚内热"及"淤血阻滞"的经痛。前三种是经血流失后，身体虚弱来不及补充流失的血液，导致体质阴虚，连带影响到经痛。后两种是恐惧、紧张、忧虑、郁闷引起的经痛，倘若忧伤久久不退，排不出的经血会形成淤血，而又吃冰冷食物或受到风寒，经痛就可能让女人痛得受不了。

◆ 更年期痛经

这类更年期前后的经痛多半属于续发性经痛，是子宫器质性病变引发的经痛，也就是说千万不要忽视更年期后的经痛，多半是子宫生病所造成的，有可能是由子宫肌瘤、子宫肌腺瘤、子宫内膜异位、子宫内息肉、急慢性骨盆腔炎、子宫下垂所引起，一定要积极治疗，不然经痛会愈来愈严重。

一个人若能对自己的身体构造与机能都有充分的了解与认识，便能在平时预防一些疾病的发生。尤其是女性，由于其生理特征与男性的差异，再加上保守的传统观念，往往对自己身体的状况难以启齿。女性若能了解经痛的原因，并做适当的预防与治疗，不但能告别经痛的烦恼，还可以让自己变得更加健康、美丽。

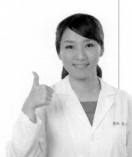

缓解经痛简单做

平日养好身体是痛经问题最根本的解决方法，然而一旦发生了，本书第四、第五章的食疗与按摩法，都能很安全地缓和经痛，此外，以下的方法虽然超简单，效果却奇佳无比：

1. 下腹部热敷，可使用热敷垫。
2. 多休息，不要剧烈运动或操劳。
3. 注意保暖，因为月经期抵抗力较低，腹部、身体皆避免受凉。

女生们在经期与非经期间，都应该注意以上3点，除了可以改善因子宫收缩所带来的疼痛，平时也可以加强卵巢的功能，改善激素的分泌。

# 子宫运作看周期，
# 规不规律很重要

现场诊断

平妈是在42岁时，以自然受孕方式怀了小平。现在小平身高168厘米，念高中，因为平妈是老来得女，自是对小平疼爱倍至。由于母女俩最近都有月经不规则的状况，便一起来诊间找我看看。

我问起小平的月经周期的状况，她就用手往后指指平妈，平妈就把一张密密麻麻记录着两排日期的纸张拿出来。我一看就问："哪一个是女儿的，哪一个是你的？"平妈反而不好意思地指着上排的日期说："上面当然是女儿的啊！"小平插嘴说："你看！你也乱乱的，我一定是遗传。""我年轻时很规则的！"妈妈反驳。这时，小平聪明地说："喔！那就不是遗传，是传染，我被你传染啦！"

这对母女的月经不规则情形属于无排卵的功能不良性子宫出血，最常发生在初经以后不久或即将停经时，恰好是生殖期年龄的两极端。有趣的是，虽然是母女，但两人对待月经的态度很不同。平妈对于月经周期的变化很敏感，来早、来晚都很在意，还会自己详细做记录，是很值得鼓励的。作为一个医师，我很喜欢这类女性，与她们对话时能很快找到身体变化的因素，问题也能很快解决。小平可能是因为年轻不在意，比较不懂得记录、关心自己，或是凡事不在乎，月经早来、晚来似乎都一样，还常常嚷嚷："最好不要来。"

"月经最好不要来"还好是一句玩笑，倘若是真的，身体就会有大麻烦了。

## 一定要懂 月经周期的循环

月经是很规律的，每个月一定会报到，可是有些人会提早7天或晚来7天，如果是月月如此，至少还属规律，不会对身体造成伤害。我有个患者，她的月经期是21天，至少有10年了，身体没有什么不舒服，我说这是正常的，不过，如果是这个月提早7天，下个月又正常，下下个月又不来，或者是二三个月不来，加上又没有怀孕，就属于"经期紊乱"了。

月经周期是指从经血第一天开始，至下次经血再来的总天数，整个时间是以一个月为周期，正常的月经周期在25～35天，平均是28天。

随着激素的变化，每一个周期分为以下四个阶段。

### 月经期

从开始阴道流血的第一天算起，约7天，主要出血天数多在3～5天之间，少于2天或多于8天都是不正常，总出血量在30～100毫升之间，如果超过100毫升，就属不正常。

### 滤泡期

从月经的第一天起至排卵前，这段时间称为滤泡期。由于脑下垂体性腺刺激素的作用，卵巢内的滤泡渐渐成长，会分泌很多雌激素刺激子宫内膜的增殖，而且增厚，其中的一个滤泡最后成熟及进行排卵，其他没成熟的滤泡则自动萎缩，滤泡期在12～20天之间，平均在17天。

### 黄体前期（排卵期）

事实上，排卵只是一个动作的时间点，并非一段时期，我们常说的排卵期，是指那一段时间的某一个时间点，那颗成熟卵子会排出来的意思，而不是这段期间都在进行排卵。

不过，要排卵前的24小时，女人的身体会有急速反应，脑下垂体的黄体刺激素（LH）会忽然升至最高，因此只要测出血液中的黄体素，如果突然跳得很高，那么24小时之后将是排卵的时刻。

市售测量排卵试剂就是依此原理设计，黄体素会突然跳高的期间，一般在月经周期的第14～21天，平均是第14天。想要怀孕的女人，可以计算一下时间，为迎接新生命做准备。

### 黄体后期

排卵后到下次月经来的这段期间称为黄体后期，一般12～14天，分前半期及后半期。前半期是指排卵后的第一周，排卵后的卵巢因为受到脑下垂体的黄体刺激素作用，会分泌很多黄体素，使子宫内膜更为肥厚，以利受精卵的着床。

由于黄体素作用，身体的温度会升高大约0.5℃，因此，当你发现每天的基础体温持续

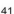

上升0.5℃以上，表示已经排卵了，同时也可以说，温度再升高两天之后，就是安全期了，这就是为什么要以基础体温表来达到避孕的做法。不过，要用这种方法来避孕，最需要注意的是：还没有达到高温以前，都要视为危险期，必须要在高温的两天之后才是安全期。

黄体后期的第8天，也是后半期，如果受精卵没有着床，逐渐升高的雌激素及黄体素会抑制脑下垂体分泌性腺刺激素及黄体刺激素，卵巢失去两个刺激素的作用之后，雌激素及黄体素的分泌会锐减，导致子宫内膜剥落，展开下一个月的月经周期。

## 女生月经周期4阶段

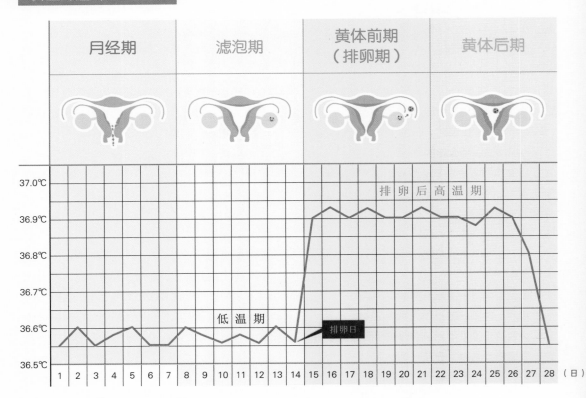

# 月经周期乱，腹中有难言之隐

一般来说，少女初经之后至更年期停经前的这段时间，因为激素分泌的关系，常会有不规律的情形发生，所以有二三个月不来，或是周期不稳定时，不要太过紧张。

初经的少女，由于脑下垂体与卵巢之间的作用尚未达到一致，激素分泌尚不足，所以会有周期紊乱情形。更年期女人则因有如卵巢退化或是多囊性卵巢综合征问题，会有好几个月不来的情形。

排除这两个阶段，倘若仍有发生周期紊乱情形，就一定要就医检查，有可能是无排卵症、卵巢机能不完全、黄体功能发育不全，需要施以药物，才能予以改善。

周期紊乱的主要原因是由内分泌病变所引起，如脑下垂体、甲状腺、肾上腺、卵巢的疾病，或是激素分泌异常无法依照正常月经周期排卵及排经血。当然，压力、减肥、日夜颠倒的时差问题也都会影响月经周期。

在我的门诊经验中，就有不当减肥而造成周期紊乱的病例。这些"享瘦"的女人，外表看起来美美的，但已经影响了月经周期，我对她们说周期紊乱最大的问题是不孕症，如果想要怀孕，就不要胡乱减肥，不要留下无法受孕的遗憾。

很多女人对于"好朋友"不来、早来及晚来，并没有认真放在心上。我常常不厌其烦地认真劝解："可要当一回事，有可能是子宫内膜癌症悄悄找上你，千万不要浑然不觉！"

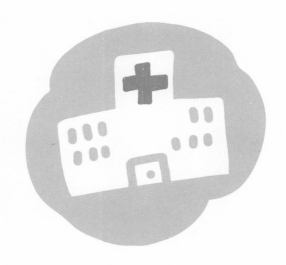

有女人说反正我不想怀孕，月经准不准没关系，所以懒得上医院求诊，她们的想法是反正就医与不就医都一样。

其实，就医与不就医的差别是很大的，早点治疗，就可以降低子宫内膜癌症的发生率。根据医学统计，月经紊乱的女人，子宫内膜不是偏厚，就是增生，严重的子宫内膜增生，有30%会恶化为癌症。

所以，亲爱的姐妹们，你是要等到已经恶化到必须切除子宫及卵巢，才惊觉问题严重痛哭失声？还是在发现经期紊乱时，就立刻就医找出原因认真治疗？两者之间的差异性，聪明的女人不会不知道。

# 小心不正常出血，
# 关心子宫要及时

恐怖警讯

月经以外的不正常阴道出血，常让很多女生出现难掩的紧张，月经每个月都是固定报到，有一天突然临时造访，当然令人紧张。其实紧张是好事，代表自己担心子宫是不是出了什么问题，愿意重视她了。

不正常出血通常是指正常月经周期以外的阴道出血，在门诊经常遇到，常让女生很担忧自己是否出现了恶疾。我常对看诊的女生说，造成月经出血的原因非常多，要先放轻松，不要过分担忧。

女人从初经开始到更年期以后，难免会有不正常出血情形，医师会根据病人年纪、出血形式、出血部位，以及和原来月经周期关系所呈现不同的差异性来诊断，而一般情况下，处于生殖期两端的女生，不正常出血的状况较多。

青春期的女生，常发生因为卵巢功能尚未成熟，不排卵引起不正常出血状况。而更年期前后的不正常出血，则与卵巢萎缩、排卵功能衰退有关，因此出血原因多是不排卵引起的不正常出血。不过，即便如此，医生们还是会先行排除肿瘤、怀孕和感染的可能性，以确认女生的子宫健康情形。

当然不正常出血有许多原因，压力、急遽上升的体重、服用药物、子宫外孕都有可能，另外也可能与子宫病变相关，像子宫内膜异位、子宫肌瘤、卵巢癌等。所以一旦出现异常情况的出血，就不能拖延处理，必须立即就医查找出原因。

# 小心不正常出血的病变

对于不正常出血，中医认为是一种"崩漏症"，是冲脉、任脉损伤，掌控经血机能失常所引起，在《医宗金鉴·妇科心法要诀》典籍中，还将不正常出血归纳为经漏及经崩。经漏指的是"经行之后，淋沥不止"；经崩是指"经血忽然大下不止"。造成经漏及经崩的主因，除了冲脉、任脉损伤之外，还包括忧思伤脾及暴怒伤肝的情绪因素，脾虚时，就不能统摄血液；肝热时，不能收藏血液，因而妄行。

倘若不正常出血为排卵性出血，是不需要治疗的，自然就会痊愈，不过年纪愈大，恶性肿瘤机会相对增加，所以停经后的女人，倘若出现不正常阴道出血，则要小心恶性肿瘤的可能性。

有出血现象时，可经由子宫颈抹片、阴道镜切片检查、超声波检查和血液肿瘤指标监测来诊断，有时候需要计算机断层或核磁共振等特殊仪器检查。病变的症状大致如下：

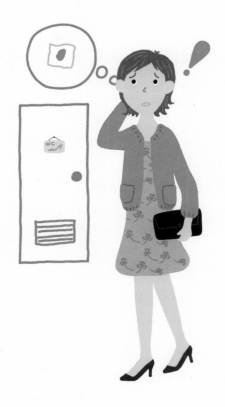

## 子宫内膜异位

有10%～20%会因激素不平衡、囊肿腺体增生，导致异常的出血，尤其是月经来之前的点状出血或经血量会变得过多。

## 子宫肌瘤

大约有30%的病人会有不正常子宫出血情形，包括月经延长、经量突然变多、月经前有点状出血等，因此，有这种情形时，需要就医看诊。

## 子宫颈癌

早期通常没有症状，变成侵犯性时才会有症状，常见的症状是阴道不正常的出血，包括不规则出血、性交后出血、两次经期间的出血、停经后出血及剧烈运动后出血，这些都是警示信号，一定要注意。

# 令人好奇的月事卫生用品

除了卫生棉、卫生棉条，其实还有其他不同的选择，而且各有其使用上的优点，想换别的试试看吗？

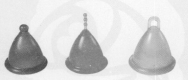

## 现代女人很幸福，用品设计好又舒服

女人如果不注重卫生问题，不舒服就会一直存在，尤其是经血的恶臭味，常让女人觉得好麻烦、好讨厌，但相对地，这种讨厌自我的心态，就会延伸生出更多不爱自己的理由。

身为女人，从初经开始到停经，一生大约会历经39年，换算约近500次的经期，也就是说女人使用卫生用品的时间也是这么久。每一个月经期在5～7天，这段期间，女人必须要和卫生用品做亲密接触，使用得好，会让你暂时忘掉激素在体内动荡的不舒服，使用不良，这份亲密感就会成为负担。

19世纪的女人，只能利用安全别针或吊夹，将一小块棉布固定在小片的橡皮垫上，贴着臀部绕过阴部，再缠在腰上，这样行动很不方便。

而我们的婆婆妈妈那个年代，一样也是用布条绕过阴部，再绑在腰上，很不细致，甚至有些粗鲁的作法，常常会困扰着女人，对女人而言，这是非常不友善的对待。

但我认为现在的女人很幸福，除了卫生棉之外，还有卫生棉条、月事杯、布卫生棉等

卫生用品提供给女人使用，而且愈来愈强调"悦"事，要轻松、安全、清洁，还要有环保概念。

## 环保概念大跃进

有人曾经计算过，一个女人一个月以内，基本上会用掉17块卫生棉，每年约用220块，使用量非常惊人。

国外已上市逾50年之久的月事杯，对我们还有些许陌生感，不过，讲求环保、重复使用及省钱的概念，也在网络上引起热烈讨论，虽然部分使用者还需要习惯阴道塞入异物的感觉，不过，这个创新的产品不失为女人认识自己身体的好工具。

市面上有各式各样的卫生用品，有置放体外，也有直接放在阴道内，不论你习惯用哪一种，对于这些每个月要与你进行亲密接触的东西，你都应该了解它，才能找到对自己最友善、最适合自己的用品，好迎接月事的来临。

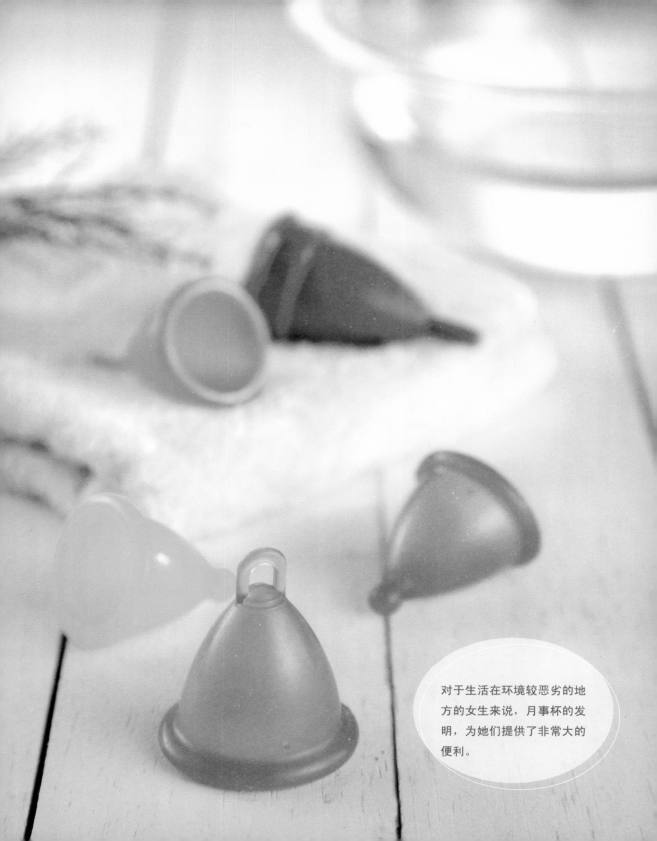

对于生活在环境较恶劣的地
方的女生来说，月事杯的发
明，为她们提供了非常大的
便利。

## ■ 哪个好用？卫生用品比一比

| 用品名称 | 卫生棉 | 布卫生棉 |
|---|---|---|
| 放置位置 | 体外阴唇部位 | 体外阴唇部位 |
| 舒适程度 | 不太舒适。容易摩擦到肌肤，又不透气，有闷热感，容易引起过敏瘙痒 | 尚可。较透气，不容易摩擦到肌肤 |
| 方便程度 | 更换频率高，但用完即丢，属于高方便物品 | 用完要清洗晾干，属于低方便物品 |
| 行动程度 | 行动不便 | 行动不便 |
| 适应时间 | 很容易适应 | 很容易适应 |
| 环保 | 不环保，对环境造成的负担最大 | 很环保，可以重复使用，使用寿命2～3年 |

| 卫生棉条 | 月事杯 |
|---|---|
| 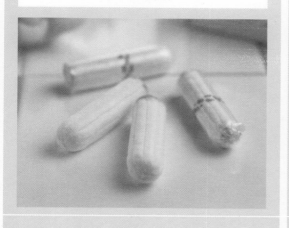 | 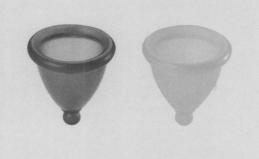 |
| 体内阴道部位 | 体内阴道部位 |
| 很不错。正确放置体内之后，完全不会感觉到它的存在 | 很不错。正确放置体内之后，完全不会感觉到它的存在 |
| 更换频率高，用完即丢，属于高方便物品 | 更换频率低，用完一冲即可，属于高方便物品 |
| 行动方便，经期时仍可从事水上运动 | 行动方便，经期时仍可从事水上运动 |
| 要学习放入正确位置，需要时间练习 | 要学习放入正确位置，需要时间练习 |
| 不环保，对环境会造成负担 | 很环保，可重复使用，保养得宜可维持5～10年 |

第三篇

# 这样做，
# 自然变身美人胚

❀ ❀ ❀ ❀ ❀ ❀ ❀ ❀ ❀ ❀ ❀ ❀ ❀ ❀ ❀ ❀ ❀ ❀

对于女生而言，

体内脏腑的健康与子宫运作的正常，有着相辅相成的关系。

现代的女生愈来愈深刻了解到，

注重外表容貌对于感情与事业多半可以有很大的助益，

然而，只知其一不知其二的结果，往往只能维持短暂的瞬间，

不久便因为身心资源消耗殆尽而每况愈下。

美丽与健康的兼得，只要从源头做起，

可以美得很久，更可以活力四射地享受快意人生，

这才是真正的美人的关键喔！

❖ 女性健康四关键，吃、睡、排泄、月经顺

❖ 避免久坐不动，保护子宫最关键

❖ 瑜伽爬山都很好，适合自己才能持续

❖ 压力是礼物，学会处理长智慧

❖ 就是爱干净！子宫防护大作战

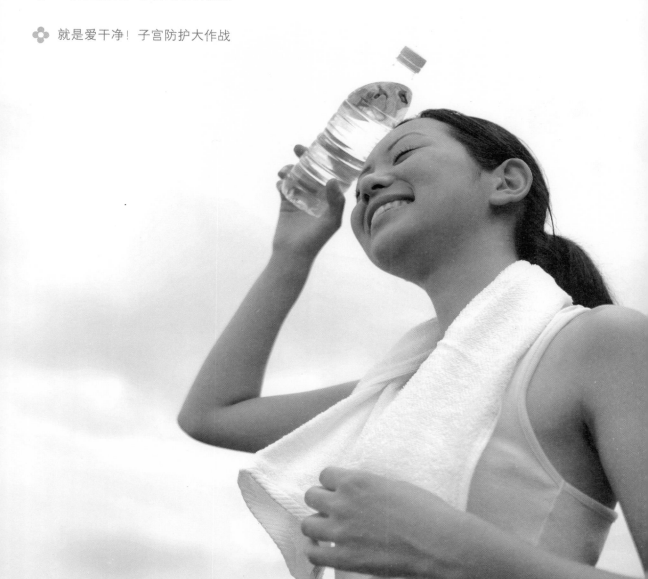

# 女性健康四关键，
# 吃、睡、排泄、月经顺

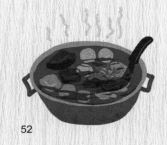

现场
诊断

25岁的小漂是个五官标致的女生，但面色萎黄却是她的一大致命伤。小漂也想要好好改善自己气色不好的问题，于是常常被广告吸引，以为每次来月经都喝四物饮、四物铁就是好的调养。喝了几个月下来，都没什么效果，最后听朋友说让中医调身体比较好，才来到我的诊间。

小漂胃口不错，但是喝水喝得少，她说从小就不喜欢喝水，不过大、小便从不成问题，甚至还有早晨五六点钟起来上厕所，但常是软便不成形，少有正常成条状。唯一比较不舒服的是，她十分怕冷，尤其是背部和腹部，一到冬天，寒风吹得她受不了，手冷过肘，足冷过膝。这是典型的阳虚体质，但阳虚的人补血，通常没有太大成效，这时反而要多吃高丽参补阳品，或是多吃些羊肉等温阳肉类。有些女生对自己的身体状况其实是很关心的，也明白中医、中药的调补观念是有益于子宫的保养。然而，比较令我担心的是，大部分的女生对于中医的养生概念实在是误会很大，以为中医强调养生，所以中医的药食都是安全无虞，只是疗效较慢罢了。

坦白地说，中医的调养法的确是最有效、最安全、影响也最深远的，因为中医是调节人体运行到最佳状态，而非头痛医头脚痛医脚的应急伎俩。然而，这个智慧的关键在于先辨别体质，再视体质将身体调到最完美的状态。每个人都是特别的个体，不仅是DNA不同，体质也不一样，所以调理的方法也各有不同。像小漂这样胡乱听信广告是最忌讳的，却也是最常发生的状况。其实，只要明白中医的概念，每个女生都能找到最适合自己的调养方法！

## "四通"的原则才是养生关键

正确的调养概念其实不难，只是大部分的人太依赖口碑传说，坚信别人试用过的好产品，就是没问题的好产品，以致常常吃冤枉药、走冤枉路。撇开艰涩的中医医理不谈，如果女生们实在是记不住那些体质、药材的事，直接找信赖的中医师帮忙调理，其实是最经济、有效的方法。

除此之外，日常生活上，自己总可以为自己多做些什么吧？事实上，正确地使用自己的身体，并正确地调养修护，就是养生的最高原则，而中医就是围绕着这个最高原则对患者进行针对性的诊治，而经络、针灸、药食等，也都是依循着这个原则进行。

对于关心自己子宫健康的女生，该怎么做才好？很多女生以为要花很多钱买保健食品来吃，或是以为昂贵的保养品就可以一劳永逸地解决问题。其实道理再简单不过，那就是做到"四通"的原则就够了：大便通、小便通、汗水通、月经通，这代表身体的新陈代谢与各系统的运作正常，人属于健康的状态。能帮助你维持"四通"平衡的事物，就是你的良药，反之则否，就这么简单！

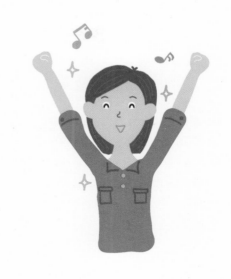

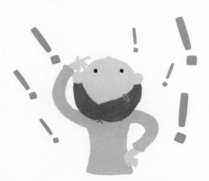

## 一点都不难，每个女生都能做到

要维持"四通"，方法也不难，只是人往往任性惯了，生活复杂了，欲望顾虑多了，让人以为爱自己的方法也会很难，道理也会很难懂。有时候我真的觉得女生们实在是想太多了，摆在眼前的道理这么简单都没想到，却老是钻牛角尖，追逐鸡毛蒜皮的线索，以为珍贵的健康，一定要经过辛苦的努力与维持才能得到，真是大错特错呢！

以下分析这4个简单的方法，平常生活饮食上只要照着这个走，就是最适合自己的养生法，一旦脱离这个范围，也能观察到自己的身体反应，就算要看医生，也不会毫无头绪。

### ◆ 吃得好

吃得好，每天可以获得均衡的营养给细胞当作燃料，让全身细胞能正常工作，让身体可以活动，让我们可以做想做的事。所谓吃得好，不是吃很多昂贵的食物，而是吃适合自己身体需要的食物。每个人的体质不同，适合自己的食物也不一样，除了让中医师诊断辨别自己的体质适合哪些食物之外，我们也可以从"四通"来侧面了解我们吃的食物是不是适合自己。

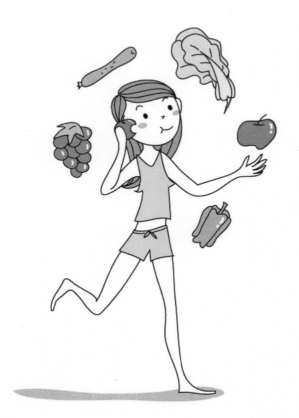

冰冷食物该怎么吃才好？

中医非常忌讳冰冷食物，站在中医师的立场，我可以坦白说，冰冷食物常是让子宫病变的因素之一，最好不要碰，以免变成诱发病变的因子。

但是，禁止女人吃冰冷食物，就像是让女人不穿漂亮衣服一样困难。冰冷食物增加了味觉之旅的多样化，而人又是好奇而任性的，两者相遇怎么可能没有火花？好吃的就是好吃，怎么可能因为是冰冷食物就不碰？

然而，我实在太清楚姊妹们可爱的任性与小小的叛逆，一味地反对也于事无补，因为我们总会遇到一些特别的情况或事件，让我们不得不碰。与其禁止女生们抵制冰冷食物，倒不如教大家好好面对这些食物，利用人体的自我调节功能，辅以中医致中和的医理，有智慧地降低冰凉食物对身体的伤害。

1. 冷饮：试着好好品尝"不冰的水及饮料"。试着习惯常温的水与饮料，它们一样好喝，更好的是，他们对身体的冲击比较小，有些饮料甚至在热的时候味道更好、香气更足，那才是品尝、才是享受。那冰淇淋怎么办？一辈子都别想碰？倒不必如此恐慌。吃的时候尽量在口中融化了再慢慢吞下，不让冰冷直达腹部，试着尽量减少冰品对身体的直接影响。

2. 水果：一般人的习惯多是先放进冰箱冰几小时后再切来吃，这往往会增加对子宫的负担。所以我的建议是，从冰箱拿出来的

## 你嗜吃冰凉食物的程度有多严重?

☐ 1. 到便利商店买矿泉水、饮料，几乎都拿冰的水及饮料。

☐ 2. 到咖啡店点饮料，几乎都点冰咖啡、冰茶、冰饮料。

☐ 3. 在家或办公室喝开水，使用饮水机时，几乎都是喝冰的。

☐ 4. 一个星期要吃3~4次的生菜沙拉。

☐ 5. 夏天吃中餐，很喜欢吃凉面。

☐ 6. 几乎都吃偏凉的水果、果汁饮料，如西瓜、杨桃、柚子、葡萄柚、橘子，即使生理期间也不忌讳。

☐ 7. 有应酬时，冰啤酒、冰果汁，一杯一杯喝。

☐ 8. 吃水果，要吃从冰箱拿出来的水果，不喜欢吃不冰的水果。

☐ 9. 夏天到了，几乎常常要吃冰棒、雪糕。

☐ 10. 很爱吃竹笋、大白菜、萝卜、丝瓜、冬瓜等偏凉的蔬菜。

说明

1. 答1~3题者，你对冰品诱惑还具有抵抗力。

2. 答4~6题者，你对冰品诱惑快要沦陷了，要小心子宫健康。

3. 答7题以上者，你无法抗拒对冰品的诱惑，子宫应该已有不舒服症状。

食物或水果不要直接吃，等回温一些后再吃，细细地咀嚼，并尽量不在太冰凉的状态时吞下。

此外，大部分的水果多是寒凉性的，尤其现在很多人流行喝冰凉的蔬果汁，往往忽略了冰凉的寒性食物吃太多对身体也是有伤害的。除了尽量不加冰、并让蔬果回温后再打成汁之外，可以在食谱中再加一点生姜、红枣一起打成汁来喝，可以降低果汁的凉性。

3. 蔬菜：如果喜欢吃竹笋、大白菜、萝卜、丝瓜、冬瓜、小黄瓜等偏凉的蔬菜，那该怎么办？这时不妨在烹调时加入姜、葱、蒜等热性食物就能改善，或者和热性食物一起烹煮，像丝瓜蛤蜊、萝卜排骨汤、冬瓜虾米，常是最好的互搭伙伴，作用是可以中和寒热食物的属性。此外，夏季里来盘小黄瓜、大白菜做成的凉拌菜来搭，调和一下夏天的暑气，也是挺不错的；但在生理期间的话，就可以改吃小黄瓜炒肉片，因为用油炒的菜，可以降低凉性。

对冰凉食物最有感觉的是脑部及嘴巴的满足感，但子宫可不喜欢，温暖食物会让气血顺畅，子宫很爱，所以动动脑，你一样可以吃到温在心里、又不会伤害子宫的冰凉食物。

◆ 睡得好

没有正常睡眠对女生身体的影响非常大。我发现有月经迟迟不来、周期紊乱、多囊卵巢综合征及不孕症状的女性们，多半都有生活作息不正常、经常从事长途飞行、有熬夜习惯的情形。睡眠不正常，身体经常得不到充分的休息，很容易疲惫，补眠只是杯水车薪，长期下来，身体不出毛病都很难，重新调整生活作息，才是最根本之道。

好眠就是养肝，就是舒压！

天黑时，大脑的松果体就会分泌出褪黑激素，让你觉得头脑昏沉，渐渐进入睡眠状态；到了深夜，褪黑激素的量愈来愈多，人就会睡得很沉、很沉，身体充分获得休息，同时细胞开始进行修补的工作。

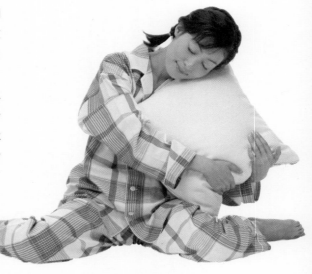

从中医观点来看，好好睡觉不管是对脏腑，还是对子宫的休养，都很重要。其中，肝脏对女生的调养最为重要，像是生理期正常与否，便需要从肝着手，因为肝具有贮藏血液和调节血量的功能，肝调理好，血液会盈满，生理期就会顺畅。此外，养肝对女生的情绪、压力调养，也都有很大的修复效果。而根据十二经脉的调理，晚上11点～凌晨1点是养肝、护肝的好时机，这时候一定要上床睡觉，千万不要熬夜。

现代社会大家都很忙碌，为了工作或是家庭，总是操劳费心到错过了最宝贵的养肝时间，这样对身体的老化真的伤害很大。所以我建议女生们睡眠的时间，最晚不要超过晚上12点。10点半前尽量将所有的

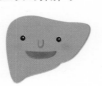

事情告一段落，时间到了就关灯睡觉。值得一提的是，有些女生怕黑，养成了开灯睡觉的习惯，坦白地说，这对褪黑激素的分泌会有不好的影响，所以我还是建议大家一定要关灯就寝比较好。

睡得好，每天精神奕奕，做事就会事半功倍。曾有研究指出，每天所学的东西必须透过睡眠才能整理和储存，进入脑中的新信息会先储存在不稳定的蛋白质系统区，晚上进入睡眠时，因为不再吸收新的信息，就会开始进行整理及保存。

不仅如此，夜晚睡得安稳，肌肤也会容光焕发，这是因为睡眠时身体会分泌出成长激素，让老化的皮肤细胞再生并更新，所以肌肤会变得年轻漂亮，不管是身体发育，还是内脏功能修复都会在充足的睡眠下获得良好的效果。

## 褪黑激素是什么？

褪黑激素是一种激素，只有在黑暗的情况下才会分泌，天一亮，就会减少分泌，人就会逐渐清醒。古时候因为没有电力设备，所以褪黑激素的运作很正常，所谓"日出而作，日落而息"，到了冬天，甚至会有超过12小时处于睡眠状态。但是现代电力十足，几乎家家灯火通明，加上现代人的生活作息很忙碌，从白天忙到半夜都不得闲。

此外，除了空姐，现在出差的"空中飞人"也越来越多，从白天开始出发，飞到了目的地，还是白天，遇到了时差问题也只能硬撑，使得身心疲惫不堪，长久下来褪黑激素的分泌异常，影响身心的休养，对健康的损害非常大。

当然，不是每一个女人在知道睡眠障碍会影响子宫健康之后，就会立刻改变睡眠习惯，开始不熬夜、决定不出国，但我还是要叮咛女人：爱自己，一定要从最基本的生活做起，如果连好好睡觉的习惯都不能随心所欲，子宫得不到你的爱护，问题一定会层出不穷。

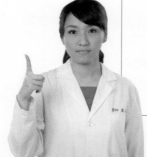

## ◆ 排得出

### 排便

有些女人的脸上常冒痘痘，脾气很暴躁，很多人以为单纯是激素失调引起，其实不是。中医认为，饮食失节、操劳过度、情绪失调，也会引发脏腑功能失调、气血紊乱、大肠传导功能失常，由此导致便秘发生。便秘是百病之源，长痘痘不过是身体发出的提示信号而已。

汉朝王充在《论衡》中对便秘如是说："欲得长生，肠中常清，欲得不死，肠中无滓。"也就是说要健康长寿，肠道不能有残渣废物。便秘不会直接危及生命，却会加速老化、加重病情。

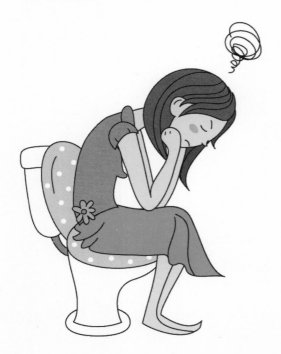

### 排尿

小便亦同，正常尿液含有各种含氮废物及矿物质，频率及浓度随个人喝水量的多寡而有差别，但正常小便，尿液色泽是淡黄色、呈透明状，饮水量足够时，颜色会更淡，若水喝得比较少时，尿液会呈现深黄色。

来找我看诊的女人，有很多人经常反复感染尿道炎，甚至有尿频及血尿的情形，原因多半是憋尿引起，让她们痛得很难受，不得不来就诊。女人天生尿道比男人短，长度仅3厘米，约为男人的1/6，憋尿憋久了，感染几率就会大增。难道小便很难吗？一点都不困难，只要有尿意，就应该到厕所排解，不是吗？也许女人憋尿的原因很多，但我认为是女人太在乎别人的想法及感受，不爱自己而让自己受伤的结果。

### 排汗

出汗是正常生理现象，代表身体平衡系统稳定，汗出得很少或太多，就表示身体出了问题。生病住院的人，体温通常很低，不太出汗，对于排出体内废物的能力不足，毒素反而会累积在体内，影响身体的健康。如果手掌、腋下、脚掌不自觉流汗，就是一种多汗症，有些青春期的女生有这种困扰，常和情志失调，情绪不易控制、易紧张有关，愈是不安、害羞、恐惧，出汗会更为厉害。

出汗具有调节体温的重要作用，当汗从体表流出，会令人感到爽快，对精神有很大的帮助。出汗表示热量被消耗了，具有提升代谢力、减少体脂肪的作用，还有助于减重。出汗更代表身体具有排出老旧废物与毒素的能力。

◆ 月经顺

我在前两篇已经谈过很多关于月经正常的必要，只要女人身体发育成熟后，月经一定会自然出现，只要月经不来、早来、晚来，或出现量多、量少、恶臭、腹痛等情况，就表示身体出现了问题。

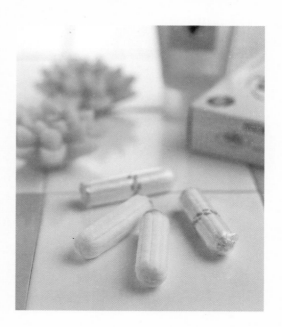

月经除了是女生的健康、怀孕信号之外，每个月要经历的失血，反而强化了体内造血系统的功能，比男性更能因意外或其他状况造成的失血，较快产生新的血液、补足不够的血液，以维持身体的机能。在我们以为月经带给女性的只有负担时，殊不知这是造物主让女生们具备适应环境的应变能力的智慧。

所以，不管是追求健康，还是爱漂亮，女生们平常关心自己的月经状况，是非常重要的，千万不要忽视月经所发出的信号。健康时，好好保养、细心观察自己的生活习惯；有问题时，代表身体自愈的机制在求救，在通知你赶紧调整自己的身心状态，记得一定要好好做记录，千万不要拖延，一定要就医诊治。

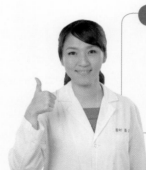

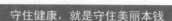
守住健康，就是守住美丽本钱

身体是自己的，子宫的健康状况与否决定了你能否快乐地享受美丽耀眼的人生，可以说健康是女生们最大的本钱基础。身体有任何提示信号或异常状况，也只有自己会最先知道，若不懂得及时修护，而生出了棘手的疾病，别人也不可能代自己受痛或挨刀。身体的健康原则并不难懂，就怕你视而不见，错失了挽救的先机。

# 避免久坐不动，
# 保护子宫最关键

现场诊断

小西刚生完第三胎，前两胎都是自己坐月子，这一次，想让婆婆轻松点，不必为了准备每天的膳食而费心操劳，便到坐月子中心让专业的医生照料，一家大小也都可以获得适度休息。

但是，已经生完孩子第八天了，小西还是有大量的恶露（意指产后胎盘剥离后的出血与各种残留分泌物），没有血块，且颜色都很淡。妇产科医师来诊断时，感觉小西的子宫有轻微下垂的现象。小西的婆婆吓得不知如何是好，只好要求小西不准下床走动。

过了一个星期，没想到症状丝毫没有改善，焦急的小西只好偷偷打电话给我。她告诉我她已经在床上躺得全身酸痛、脸色蜡黄，不舒服也不懂得该怎么办才好，至少下床走一走、动一动也好，僵在床上也很让她焦躁，希望我去看看她。

我去看她的时候，发现小西是属于气虚的状况，适度的活动反而对她的不适症状有很好的帮助，于是帮忙开导小西的婆婆，解除了小西不准下床走动的禁令。才不过三天而已，小西的气色很快就有了明显的变化，气虚的状况开始改善，原本大量的恶露也渐渐减少了。

"气虚"指的是因为身体虚弱，中气不足或分娩时用力过度、产后太过劳累，以致气虚下陷，使得维系子宫的胞络出现松弛现象，不能稳固子宫体，让子宫位置下移。虽然休息很重要，但"久坐伤气，久卧伤骨"，适度活动却更重要。

# 久坐，小心子宫病变

人除了睡觉以外，大部分时间都是坐着，坐着工作、坐着吃饭、坐着开车、坐着看电影，一天中坐上七八小时算平常的事。而且多数的女性上班族都是长期坐着办公，就像我一样每天坐着看诊，一坐就是三四小时，偶尔才会起身喝个茶、上个洗手间。

但久坐着，动也不能动，会让气血循环变差，愈坐会愈不轻松、自在，也就是说，子宫长期被你固定在一个位子上，连调一下位子，转一个身，都是同一个姿势，气血的流动当然不畅通！

## 久坐导致的病变有哪些？

气血循环发生了障碍，经血常会逆流进入输卵管、卵巢，引起下腹痛、腰痛及经痛。有气滞血淤现象时，很容易有淋巴或血行性栓塞，造成输卵管不通，久坐不动还会让子宫内膜跑到子宫以外的组织生长，形成子宫内膜异位症，这些都会产生不孕的可能。

西医方面对久坐与不孕的关系虽然还没有相关研究，但长期久坐或姿势不佳，经血容易逆流，造成骨盆腔充血，而且会隐隐作痛，当发炎情况刺激到周围神经时，会形成肿胀，年龄愈大，愈容易有这种感受。

中、西医常在很多治疗观点上意见分歧，但在久坐导致不孕症的主张上产生了共识，其实久坐会形成健康障碍，不仅使循环不良，还让身体抵抗力变差。

倘若女生们的日常生活实在离不开座位，我强烈地建议大家，绝对要制定一些规范来帮助自己养成多动的习惯。

如用手机闹铃声提醒自己，每40分钟就离开位子10分钟，做做伸展动作。下班后，也一定要鼓励自己，到运动场、健身中心、游泳池，做些散步、游泳、韵律舞等运动。

周末或节假日时，也不要老是睡到自然醒，最好为自己规划一些郊外活动，多呼吸早晨清新的空气，外出走走、爬山踏青、骑自行车、逛街都好，尽量让平常久坐出来的气血循环障碍，有机会可以经由适度的运动，得到疏通。

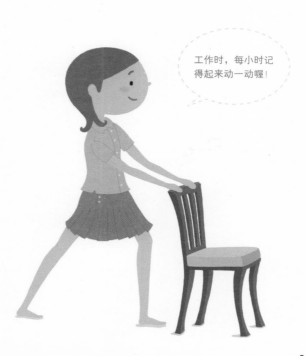

工作时，每小时记得起来动一动喔！

# 瑜伽爬山都很好，
# 适合自己才能持续

运动的好处

有研究显示，若女性每周运动超过2小时，罹患子宫内膜异位等病变的几率比没有运动者减少近一半。由弹跳或跑步等运动，可以有效拉扯和刺激肌肉及关节，促进体内五脏六腑的气流与血液循环，强化体内各器官的功能，同时能调整激素分泌，这对于月经不调、输卵管不通、产后阴道松弛、久坐造成的骨盆腔发炎等，都有很好的改善效果。

经常运动的女性，身体含氧量高，免疫系统就会更健全，尤其运动时体内的白细胞的吞噬力较活跃，如果已患有子宫内膜异位等病变，白细胞能帮助吞噬或处理流窜的经血与内膜组织，同时运动能增加体内雄性激素的浓度，具有对抗女性激素的作用，这对各种体质都有帮助。

运动的好处不仅如此。中医认为人体的运行，有赖一个循环沟通管道，将脏腑所需的气血津液运输到需要的地方，这个气血循行的通道就叫做"经络"。健康时，身体气血的运行顺畅无阻，经络畅通；当经络阻塞了，人就会生病。女生要是时常运动，就可以时时疏通气血循环，让脏腑得到滋养，身体就能常保青春。 此外，运动不仅能增进心肺功能，消除紧张情绪，还可以消灭健康大敌——宿便，避免其躲在身体里作怪。然而，每种运动因为其特质不同，身体可以获得的运动功效也各异，哪种最好、最合适，多方尝试可以帮助自己找到适合的运动方法。我希望每个女生都应该试着培养良好的运动习惯喔！

# 阳光美女
# 都会有的好习惯

爬山、健步走都是全家可行的运动，假日全家老少适合户外踏青，呼吸新鲜空气，有益身心。骑自行车和游泳都属于有氧运动，能增加体内含氧量，让身体活力十足。

游泳能强化心肺功能，行进时全身肌肉都能运动，有助于血液循环，尤其以游泳各项招式中的蛙式与蝶式最适合女性，因为两种游泳方式必须运用到大腿及骨盆腔的肌肉，长期锻炼能有效预防子宫脱垂、膀胱及直肠下垂疾病，让腹部肌肉紧实，有助提升性爱能力。

◆功效：适当的有氧运动能让人显得容光焕发。骑自行车主要运用下半身的肌肉群协调运动，研究显示，每天骑自行车30分钟，不仅能促进心肺功能、强化肌肉力量，还能改善肝功能，促进体内新陈代谢。

◆适合对象：老少皆宜。

◆注意事项：骑自行车时建议每10分钟让臀部变换坐点，避免臀部皮肤病变。

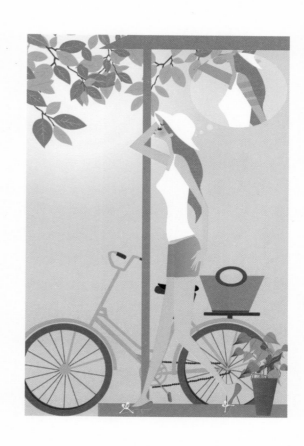

### 舞动，子宫也畅快

此外，近年来很多女生热衷于跳西班牙舞、肚皮舞、国标舞的运动，我举双手大大赞成。因为舞动过程中，会大量用到腰腹部的力量，而子宫也会跟着摆动而连带地律动起来，不仅有助子宫气血的流动，而且还会发汗，增加全身气血畅通，预防血淤的问题。另外，肌肉的活动有修饰身材的绝妙功效，一举数得，何乐而不为！

# 压力是礼物，
# 学会处理长智慧

萱萱在高中二年级时，跟妈妈一块儿来看我。萱萱这么跟我说："家蓓医师，我的月经很配合我的考试作息呢！只要遇到考试，就不来了！"她可爱地笑着。可是妈妈却一脸无奈地说："我怕她上高三这年月经都不来，因为天天都有考试啊！不管怎样，还是看一下，不然，我很担心这样下去会影响她的发育！"

开始服用中药调养治疗之后，萱萱的月经虽然来了，但大部分还是跟着考试浮动，不过，至少安然度过这一年。上了大学的她，经期并没有在我的预期下变得顺利，反而成了"寒暑假"经。

原来，住校后，她要一个人单独适应新环境生活，压力反而变大了。另外，她一心想要摆脱困扰已久的圆滚身材，所以不断借由大量运动，以及刻苦的节食来减重，没想到体脂肪一下子下降得太多，几乎只剩下19%的体脂肪，结果月经停掉了。

当然，月经不来是件大事，妈妈果然又带着萱萱来找我。面对萱萱急着减重，却忽视健康的心态，我先安慰她说："不要急，慢慢来！"开了有疏肝解郁之效的"逍遥散"，让她身体能适应压力。随着她适应能力增强，再加上中药调理，她的"小红"终于每个月来报到了。

## 面对压力，善用乾坤大挪移

现代女人往往身兼数职，每天在太太、妈妈以及员工的身分中转，但压力看不到、摸不着，却是月经杀手，特别是小女人的月经，常在大考日期逼近时，就突然"死机"了。

我常告诉她们说：身体有调节机制，有时候会恢复正常，但真的"死机"怎么办？那就一定要送去检修啦！压力造成的月经"死机"，很像计算机遇到病毒干扰一样，一定要给专业医师诊治，瞧一瞧是哪里出了问题才行喔！

压力上身时，可不会管是来自工作、学业或是环境改变，更不管是家庭、事业压力，或是学业压力，反正种种让自己承担不了的烦恼事，通通都会直接刺激大脑皮质层，而这种有形及无形的信息又会传达到下视丘，再经脑下垂体刺激肾上腺分泌肾上腺素，命令全身细胞"上紧发条"，因为未来可能有事情要发生，所有细胞必须待命。

原本肾上腺素的用意是抗压，但当压力指数升高时，会造成性腺激素减少，性腺激素是子宫最需要的激素，尤其是卵巢卵泡需要发育激素刺激，如果缺乏，卵泡无法发育成熟，无法正常排卵，月经不来，卵巢及乳房都会因激素的递减出现紊乱状况，像乳腺癌、卵巢癌、子宫内膜异位、子宫脱垂、子宫肌瘤都和压力有关，根据中医情志说法，肝主掌情绪，所以压力上身时，子宫健康就会亮起红灯。

### 做运动，舒压好方法

我认识的一位事业型女人，每天非常忙碌，压力很大，可是她坚持规律运动，每天一定到学校操场报到，以快走方式缓和情绪，特别是压力大时，她还会多做伸展运动，让压力透过流汗及舒缓经脉，悄悄地从身上溜走，等到完全发汗，筋骨松软后，大脑皮质层也会跟着放松，就不会分泌过多的肾上腺素，让自己不断处于备战状态。

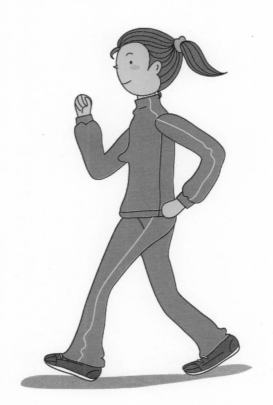

# 就是爱干净！
# 子宫防护大作战

防不胜防的细菌感染，常常让女生们感到困扰，
如何在日常生活中避免呢？
除了保持清洁之外，
免疫力的加强其实也是很关键的！

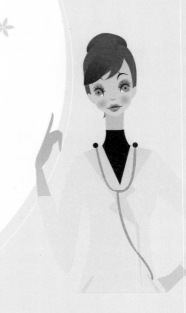

## 免疫力不佳，邪气易入侵

中医《黄帝内经》里提到："正气内存，邪不可干"、"邪之所凑，其气必虚"，就是指如果能透过养生提升一个人的免疫力，那么外在的细菌等有害物质就不能侵犯我们，相反地，若一个人气虚体弱，免疫力下降，那么细菌、病毒就很容易入侵我们的身体。

加强免疫力的方法，除了饮食、运动的调养，让五脏六腑的运作平衡，让外在的细菌病毒无法入侵之外，减少接触外部的细菌病毒也很重要。女性的阴部肌肤很敏感，角质层非常薄，外层的黏膜组织会产生透明水样或白色黏稠分泌物，可以抑制坏菌的滋长。

另外，阴道内还有许多的乳酸杆菌维持着阴道环境的健康，乳酸杆菌代谢所产生的乳酸会使阴部的酸碱值维持在3.8～5.0，使阴道呈现酸性的环境，具有抑制坏菌的功能。

## 生理期的清洁保养很关键

相对地，如果有外来的病菌，可能会造成病菌增生感染，而生理期间由于子宫颈口较为扩张，阴道的酸碱值偏碱性，防御病菌的能力降低，所以生理期间的清洁保养格外重要。以下11个小习惯很简单，女生们如果能够在日常生活中养成，是最好不过的了！

1. 穿纯棉制品及裙子：别穿太贴身不透气的下半身衣物，如：牛仔裤、裤袜，尤其闷热的夏天穿牛仔裤会造成汗液的储积，制造湿热的环境，引发经血异味及阴道感染、瘙痒等问题。最好穿裙子，保持舒爽通风，使用纯棉制品。

2. 保持阴部清洁：正常状况下，是不用清洗阴道内部的，阴道中的乳酸菌会维持着阴道环境的健康，若月经期间经血量多，可以用温

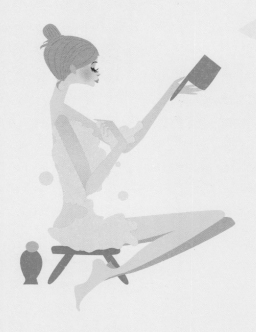

水清洗外阴部（不要使用药性清洁用品，以避免破坏阴道酸碱值），之后再用干净的毛巾擦干。若要使用市售清洁用品，建议使用弱酸性阴部专用清洁品。

3. 卫生用品避免含香料：卫生用品避免使用含香料或是有抑菌除臭成分的，以免增加过敏机会。

4. 如厕后由前往后：生理期更要确切执行上完厕所由前往后擦的习惯，以避免把肛门的细菌带到阴部。

5. 多做骨盆腔运动：平时多做骨盆腔运动，强化阴部肌肉。

6. 多喝酸奶、蔓越莓汁：可以多食用酸奶、蔓越莓汁，对阴道、尿道的感染有帮助。

7. 多喝开水及多食蔬果：多饮开水及多食蔬果以保持排便通畅，减少骨盆腔充血。

8. 浮肿可多吃红豆汤：下腹或下肢浮肿可以多吃红豆汤，红豆富含铁质又具有利尿的功能。

9. 避免将阴毛剃除：因为阴毛具有保护作用，所以最好不要剃除，以免造成刺激及感染。

10. 内衣裤与其他衣物分开洗：内衣裤的清洗要与其他衣服分开，尤其是袜子，并且用温和的洗衣液清洗，洗净后最好曝晒在太阳下或烘干。

11. 勤换卫生棉：勤换卫生棉以减少经血异味。量多时，每2~3小时要更换一次，这样可以减少阴部皮肤与卫生棉接触的时间。若使用卫生棉条者，建议4~6小时内就要更换。另外，新的内裤一定要清洗过后再穿。

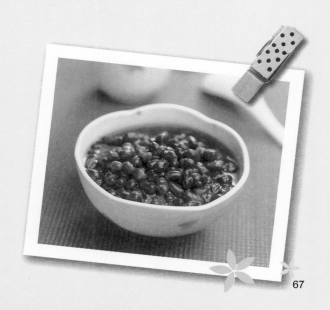

# 第四篇

# 调养子宫的 健康饮食

身体的器官很奥妙，尤其男女的不同之处，

在于上天赋予女人创造生命、孕育新生的能力，

而这个与生俱来最独特的天赋，

必须靠与我们心脏一样拳头大小的器官，才能完成任务，她，就是女人的子宫。

子宫到底对女人有多重要？

很多人常以为她只是单纯孕育生命、负责传宗接代而已，

其实，女人的青春容颜、曼妙体态以及红润肌肤，

都与子宫的健康息息相关。

或许从前的你总是不在乎她的存在，

但，从今天起，你一定要对她备加呵护，

因为天生丽质也得靠后天保养，才能愈来愈美丽。

- 吃身体需要的食物，青春美颜体态好
- 甜品聪明吃，又瘦又美很简单
- 进补看体质，有病在身要注意
- 女生可以常吃的好食物
- 女生进补常用的好药材
- 20道好料理，让你变瘦变美变年轻

料理：小鱼干昆布豆腐汤／蒜瓣蛤蜊汤／牛肉海带汤

　　　韭菜虾米粥／黄芪鸡汁粥／葱姜当归饮／人参鸡汤

茶饮：玫瑰蜂蜜茶／枸杞人参茶／橘皮茶／参枣茶

　　　梅枣蜂蜜茶／金橘水果茶／老姜蜜茶

　　　益母草当归红枣茶

甜品：核桃牛奶粥／红枣炖南瓜／双耳红枣汁

　　　香蕉腰果豆奶／白木耳莲子汁

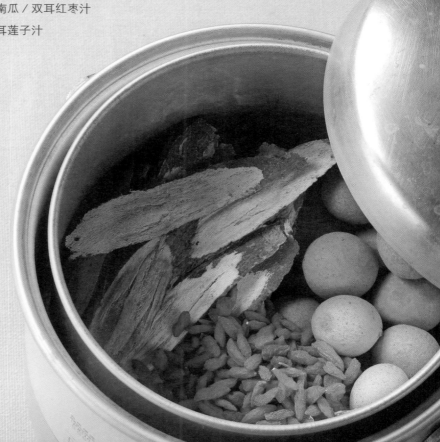

# 吃身体需要的食物，
# 青春美颜体态好

一般的饮食习惯都强调，我们应追求均衡饮食，才不会缺乏任何一种营养素，影响身体机能的运作。然而，每个人的体质有所差异，所需要的营养也不尽相同，若是为了所谓的"均衡"而一古脑摄取不适合自己体质的食物，甚至吃了不适合自己病症的食物，就算是再营养，也会给身体造成负担，甚至影响健康。

所以，"健康的偏食"说的，不是偏好特定喜爱的食物，而是去主动了解自己身体适合、需要的好食物，以及不适合自己身体的食物与不应该吃的坏食物，并学习懂得拿捏摄取的平衡，才是让身体得到最好调补的饮食概念。

我很希望女生都有"健康的偏食"的观念，进一步地针对自己身体的状况吃对食物，把身体调节到最佳状态，让美丽从体内的健康反映出来，才是彻底长久之计。如果老是抱着头痛医头脚痛医脚、挖东墙补西墙的想法对待自己的身体，那是得不偿失的。只要在日常生活中，从根本的调养上多注意一点点，就可以拥有一辈子顺畅美丽的体态，这不是既划算又便捷的最好方法吗？其实，这与"中医辨证论"的理论不谋而合，中医论症很注重体质、症状，再开立处方治疗，对应到我们每天吃的食物不也是如此吗？只不过大多数人并不是依照自身体质属性来进食，而是以口腹之欲的美味评断是不是自己要吃的东西，因此，即使服用了医师开立的正确用药处方，可能因为药效与食物属性相抗衡，药物受到食物的影响，反而无法让病情获得较好的缓解。

# 一体两面的好食物

不要以为只有补汤不能随便喝，就连某些食物也因为富含女性激素、雌激素等成分，当子宫已产生病变时，必须谨慎食用。

如地瓜、山药这类食物，的确对身体有益。如果身体健康的时候吃，当然也很不错，但我发现许多病患愈吃愈胖，原来是地瓜热量不低，吃到变胖了。如果因为是好食物，就不加以节制，让过多的热量变成脂肪，岂不适得其反？

更严重的是有些病患的子宫肌瘤愈长愈大，经问诊后才知道是听说地瓜或地瓜叶的纤维质丰富，常吃能排便，所以大量食用。可是病患只知其一、不知其二，地瓜或地瓜叶除了有助排便，还含有类似女性激素的植物固醇成

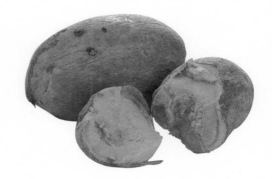

分，会有增厚子宫壁作用，如果患有子宫肌瘤等病变，会助其增长，少吃还没问题，多吃就麻烦大了。

山药亦是如此，《神农本草经》就提到山药"补虚，除寒热邪，补中益气力，长肌肉"；《本草纲目》也说山药"益肾气，健脾胃，止泄痢，化痰涎，润皮毛"。山药几乎是大部分人食用的好食物，而且其所含植物性雌激素，还有助舒缓更年期女性的不适症。然而却很少有人知道子宫已有病变时，身体细胞对于激素的刺激非常敏感，再多吃山药，反而是很危险的。

这就是我要强调"吃对食物"的道理，任何时间都要选择适合子宫调养的食物，每种食物的功效往往是一体两面，健康无碍时，好食物对身体有益，吃山药、黄豆，甚至饮用少量的酒，都能小有助益。但健康状况不佳时，就要谨慎地根据身体的需要选择适合自己的食物，就连喝碗豆浆可能都需要注意才行。

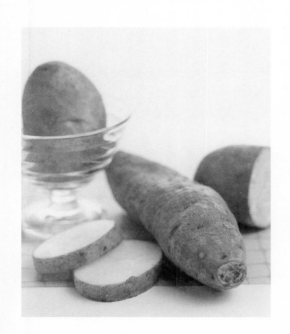

# 忌生冷，
# 身心都要暖呼呼

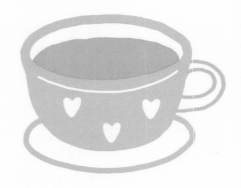

中医认为"血得热则行，得寒则滞"。也就是说，月经期吃生冷的食物，一方面容易阻碍肠胃消化，另一方面则容易影响体内气血运行，产生寒气，一旦寒气凝滞过重，就会影响经血运行不顺，导致经血不易排出，使得经血过少，痛经明显。

有人将经血视为一种排毒，但我认为，经血和排毒不一样。排毒是将体内有毒、会损害健康的东西排掉；然而，经血是我们女生身体本身就有的循环，是体内脏腑、子宫健康的风向标，是身体健康平稳有序的指标，是我们这个月有没有照顾好身心的成绩单，更反映着一个女生对自己健康的态度，跟排毒相比，可是重要很多，根本不能相提并论！

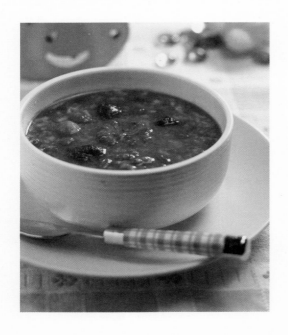

除了忌生冷食物、选择适合自己体质的好食物以避免月经问题，导致子宫受伤之外，情绪的照顾也是相当重要的。

如果懂得调适情绪的起伏，熟悉如何转化压力，就能解开五脏六腑郁结不疏的症结。身为女人，千万不要小看情绪及饮食问题，处理不好，子宫就会用月经不调来抗议。问题是，许多女人并不明了其间的因果关联性，不去处理情绪及饮食问题，反而一直治疗子宫毛病，自然不能解决问题。

看了这么多的妇女病症，很明显的状况是，一个懂得善加调适心理、情绪问题的女生，从治疗的成果来说，效果大多比较直接快速；相对地，不善于处理情绪问题的女生，治疗起来会比较棘手，往往要整合身心两方面来思考解决方法，疗效也需要较长时间的耐心等待。情绪的开解非常重要，女生们可千万不能忽视！

# 慢性自虐?
# 还是健康一辈子?

吃是如此的重要,所以我更主张每天一定要吃得顺心,要用快乐的心情进食,爱自己的女人常会进厨房做一顿让自己健康的饭,然后开心地细嚼慢咽,让这顿饭吃得很尽兴。不过现在的女人不常进厨房,而且常吃外卖或加工食品,所以更要用心好好研究一下什么是"吃对食物",最好吃天然、无毒的食物,不要让身体再增加过重的负担。

有些女生会说,自己以智慧取胜,漂不漂亮并不重要,平常吃吃炸鸡排、盐酥鸡、刨冰,给努力表现的自己一些慰劳,并没有什么不妥之处。

其实,我很想提醒这些女生,油炸和冰品是导致痰淤和寒性两种体质的最大元凶,长期下来对健康的影响非常剧烈,不只是长痘痘或是变胖而已。

事实上,大家都明白,这些食物带给自己的快乐非常短暂,甚至还没吃完就开始有罪恶感。而来路不明的油脂与寒冷的食物,也非常容易影响内分泌运作、气血的循环,疲劳、月经不调、情绪、老化问题等都会更加严重,沮

丧之余,又再吃鸡排、炸物、冰品安慰自己,造成损害身心健康的恶性循环,根本就是一种慢性自虐!

## 健康,才是真正的智慧美人!

崇尚智慧美的姊妹们,身体保持健康不老,智慧与创意才能更自如地展现发挥,自然漂亮的好气色、好肤质、好体态,只是身体年轻健康的额外优惠,平常多为自己的身体做些保养更新,让自己的黄金岁月无限延长,才是最长远的智慧。那些让你明知不该吃还贪吃、吃了还充满罪恶感的食物,我劝大家还是尽量少碰为妙哦!

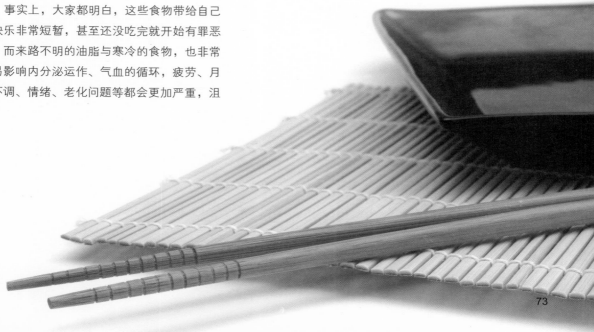

# 甜品聪明吃，
# 又瘦又美很简单

现场诊断

白白胖胖的小花跟妈妈一起来我的门诊找我，妈妈赶忙拿出一大堆的药单让我参考，里面不乏一些名医开的药方。妈妈提到，小花从高二开始偶有晕眩，每次月经来时情况会更严重，也常听她说自己有腿部浮肿、头重脚轻的感觉。妈妈口沫横飞地叙述，说又看了哪个医生，一直都没什么明显效果之类的。然而，一旁的小花，却总是看着自己的手不发一语。

后来，我终于忍不住直接问小花："你平常一整天下来，吃到一碗饭吗？"小花这才吃惊地抬起头说："医师，你怎么知道我吃得很少？"

其实，这是很多女生的迷思。每当坐下来时，一捏起腰部的那一圈肉，就会惊慌失措地嚷着："糟糕！又胖了！我得少吃点，好把这一圈肥油减掉……"有些女生真是说到做到，下一餐就真的开始不进食了，或是吃得很少，只吃无油烹调的青菜、水果、酸奶。

坦白说，我真是替这些年轻美眉捏把冷汗，明明已经算是竹竿身材了，竟然还觉得很胖，这个不吃，那个不吃的；有些则是搞不清楚自己的身体状况，以为一古脑节食就可以变瘦，没想到却怎么也瘦不下来。殊不知，因为营养不均衡，导致激素分泌不正常，要减重几乎是不可能的，就算瘦下去了，也赔了难以挽回的健康本钱。

# 生理期，怎么吃才不会胖？

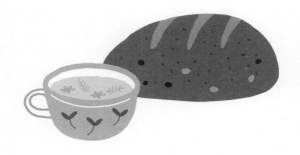

研究显示，常吃高糖甜食，会让血糖急速上升，虽然会让子宫平滑肌放松，降低腹部肿胀，但也会使得血糖急速下降，情绪反而会更不容易稳定，严重影响体内激素的平衡，让经期的不舒服更为严重。

多数女人都爱吃甜食，可能是要让自己能开心度过生理期，对于口腹之欲自然不会过于限制，既然如此，又该怎么吃比较好？

许多人可能会习惯买巧克力减缓经痛不适，但这却不是最好、最适当的经期饮食。我

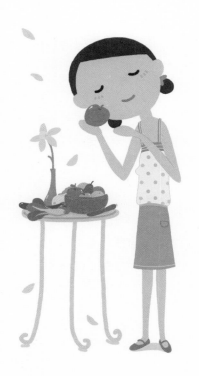

的建议是，这段期间的巧克力量至少应减少至原来的2/3，或是改喝参枣茶改善子宫寒冷、手脚冰冷症状，或者来杯微甜热咖啡亦无妨，但记得不要喝太浓及太多，适量的咖啡因可以缓和不适，但过多的咖啡因就成反效果了。

经期尽可能吃一些清淡的食物，避免食用过于辛辣或过咸，以免增加子宫负担，建议可以搭配吃一些全麦面包、燕麦，或吃少量含油脂的坚果，像核桃、腰果、杏仁，或无花果、葡萄干、干燥水果片等干果类食物，或吃些梅子、西红柿、菠萝等蔬果，有助解缓经痛。

还有些女人在经期前容易出现下腹或下肢浮肿现象，这通常是盐分摄取太多的原因，我建议这时在饮食上应尽量控制盐分的摄取。而富含铁质的红豆，补血又滋阴，还有利尿作用，清甜好喝，非常适合女生们吃，或者吃些热八宝粥、芝麻糊，也都是很不错的选择，但要注意热量控制，不要吃得过量。

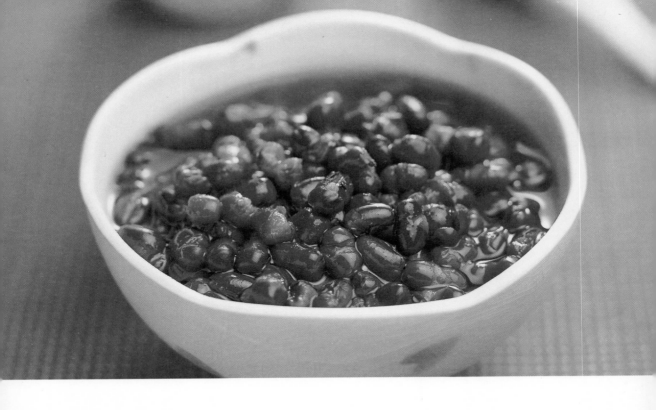

## 甜食怎么吃才不会胖？

　　很多女人在月经期间，人特别敏感，常会很冲动地买一大堆高热量的甜食，如超甜的巧克力、牛奶浓度及甜度都很高的蛋糕之类的，毫无顾忌地大吃特吃，让我不禁担心："你不怕吃太多变成胖美女？"

　　甜食摄取过多，剩余的部分会在体内转化为脂肪储存起来，导致肥胖，而肥胖又是许多慢性重大疾病的来源。世界卫生组织（WHO）曾做过研究，甜食食用过多是导致寿命变短的原因之一。还有研究发现，由于糖属于酸性食物，大量食用甜食，会使体内的血液由碱性转为酸性，还会加速细胞老化，健康也会亮起红灯。

　　不过，月经期间身体的代谢速度较快，加上吃甜食可让心情产生愉悦感，因此，适量的甜食有助于女人快乐度过生理期。通常有些人经期前几天会有水肿现象，看起来比较胖些，等到经期结束后水肿消了，看起来会比较瘦。不过，这不代表月经来就可以肆无忌惮地吃甜食，适度补充巧克力、起司，是可以舒缓月经期间带来的不舒服，但适可而止就好；若贪吃多了，不但脾胃机能会因为甜腻感觉很难受，而且白带分泌物还会增多，更糟糕的是，身体可能因为热量过高而举"白旗"，想要趁经期维持美好身材就徒劳无功了。

# ■ 兼具健康与美丽功效的好食物

| 健康疗效 | 美丽功效 | 营养素 | 食物来源 |
|---|---|---|---|
| ◎ 安定情绪<br>◎ 修复神经<br>◎ 预防失眠 | 精神佳<br>活力四射<br>皮肤有光泽 | 钙、镁、B族维生素 | 牛奶、鱼干、豆类、绿色蔬菜、全谷类、坚果类、海鲜、酵母、小麦胚芽、肝、肉类、绿豆、豌豆、地瓜、酸枣、百合、莲子 |
| ◎ 预防骨质疏松<br>◎ 补充软骨组织营养<br>◎ 减少腰酸背痛<br>◎ 减低关节炎及肌肉疼痛 | 骨骼强健<br>容光焕发<br>抗老化 | 钙、镁、维生素D、葡萄糖胺、植物性雌激素、抗氧化素 | 牛奶、鱼干、豆类、绿色蔬菜、全谷类、坚果类、海鲜、亚麻仁、黄豆、银杏、蜂胶、甲壳类动物的壳 |
| ◎ 保护心血管<br>◎ 降低坏胆固醇<br>◎ 降血压<br>◎ 降血胆固醇<br>◎ 降血甘油三酯<br>◎ 降血脂 | 皮肤明亮有光泽<br>抗老化<br>帮助排便 | 多元不饱和脂肪酸、膳食纤维、植物性雌激素、抗氧化素 | 鱼类（如鲑鱼、鲔鱼、秋刀鱼等）、亚麻仁、黄豆、银杏、蜂胶、南瓜籽、地瓜叶 |
| ◎ 缓解皮肤过敏<br>◎ 缓和口干舌燥<br>◎ 缓解眼睛干涩<br>◎ 缓解皮肤瘙痒<br>◎ 缓解皮肤知觉减退 | 肤色均匀<br>白皙<br>抗老化 | 维生素A、维生素C、维生素E、植物性雌激素、抗氧化素 | 鱼肝油、牛奶、干酪、胡萝卜、深绿色蔬菜、柑橘水果类、小麦胚芽、胚芽油、猪肝、肉、豆类 |
| ◎ 强化子宫<br>◎ 舒缓经期综合征<br>◎ 缓解经量异常<br>◎ 缓解月经不调<br>◎ 缓解经痛<br>◎ 减少分泌物 | 皮肤有光泽<br>白皙<br>脸色红润 | 蛋白质、维生素A、维生素C、维生素E、B族维生素、钙、镁、铁 | 虾、海参、乌鸡、瘦肉、动物肝脏、鱼、胡萝卜、菠菜、豆芽、西红柿、卷心菜、空心菜、马铃薯、丝瓜、南瓜、玉米、香菇、木耳、生姜、香蕉、豆类、核桃、腰果、牛奶、韭菜 |

# 进补看体质，
# 有病在身要注意

现场
诊断

陈妈妈55岁，有两个很漂亮的女儿。若执意要喊她陈妈妈，她总会用爽朗的笑声回道："哈！漂亮医师，不要把我喊老了，人家还有月经耶！"其实，她是一位同时患有子宫肌瘤、子宫肌腺症及卵巢囊肿的女性。

陈妈妈在48岁时，妇产科医师"念在她更年期将至"，将子宫"留校观察"，谁知一观察就过了5年，她的月经仍然不断。这段期间，曾经因子宫大量出血及疼痛症状，医师以药物强迫停经来治疗。然而，药效一过之后，她的月经又来了。就这样，她来到我的诊间，希望我能以"死马当做活马医"，治疗她的子宫问题。

经过1年的治疗，陈妈妈跟身上的肿瘤们的相处倒是平安无事，疼痛问题也不见了，状况很不错。没想到她一心执著于留住青春的脚步，所以想尽办法积极地搜寻许多回春的秘方，在朋友的辗转介绍下，去朋友的养蜂场买了蜂王乳回来当做营养品。

才服用不到2个月，好不容易与体内肿瘤维持和平的相处方式，一下子全部被打乱了。所有的肿瘤细胞以成倍速度快速生长，最后不得不动用手术来解决这个让大家想尽办法维持了将近10年的"不动刀"与肿瘤共存的问题！

# 女性的补药很多，小心吃

蜂王乳的好处虽多，不过，该怎么吃也是一门学问。像前述陈妈妈已有子宫、卵巢病变，却听信别人擅自补充蜂王乳，结果蜂王乳的高营养成分虽然提升了体力，却也促使肿瘤细胞加速长大，到最后不得不借助外力，以手术切除。

原本已经控制好的妇科病，像乳腺增生、乳腺纤维瘤、子宫肌瘤，为了爱美，加上耳根子软，又胡乱听信吃进丰胸、活化卵巢等富含雌激素的食品，无形中增加了体内癌细胞的生成，等到发现身体不适，子宫里可能已有不速之客入住。女性吃补品、保养品，一定要小心一点。

除了蜂王乳，女性的补药中最常被滥用的非四物汤莫属了，还有中将汤、生化汤……一堆补药，真的是眼花缭乱。可是，这些汤药毕竟不是食物，这样肆无忌惮地吃，究竟对不对呢？这些根深蒂固的补养观念有时是对的，但有时又不对。其实，补汤是有其疗效的，但要在对的体质、对的时机喝，才能起到保养效果。尤其是每个人体质不同，我的良药很可能是他人的毒药，除非经过医师诊断，不然至少一定要有个重要观念：月经期间不要喝，否则子宫会愈喝愈有问题。

## ■ 蜂王乳怎么吃才对？

女人对蜂王乳应该都不陌生，不仅在游览观光区会看到小贩大力推销，就连电视节目里亦常播放蜂王乳具有活化卵巢、促进激素分泌的信息，这让很多守在电视机前的女人误以为蜂王乳真的是百益无害的食品。

蜂王乳怎么来的？文史记载，蜂王乳是工蜂从咽头腺分泌出来的黏稠物，是专供女王蜂吃的食物，女王蜂的身体壮硕，是普通蜜蜂的数倍大，每天要产卵1～3000个，担负繁殖下一代的重责大任，食入蜂王乳后平均寿命比工蜂长达20倍，可见蜂王乳的稀有珍贵，营养价值高。

蜂王乳含有很高的营养素，含有人体必需氨基酸、维生素、矿物质，及女性需要的激素。不少医学研究显示，食用蜂王乳能帮助延缓老化、调节自律神经失调，可以说是一种深具药力的食物。

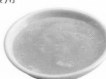

食用蜂王乳，千万要看体质喔！

## 千万要注意

其实，像蜂王乳这类天然食物属于食品，身体健康的人平常可以酌量食用以补充身体健康所需。问题是，当身体生病时，整个身体的结构、适应程度就会跟着改变，原本对身体好的食物，这时候很可能是适得其反，成为身体负担的大毒。

所以，重要的观念在于，身体出现疾病症状，或觉得有异样时，最好询问专业医师，让医师来根据你的体质判断摄取这类食物，对身体的帮助或反应如何，而不是自己当"医生"，没来由地胡乱进补，等到身体出现危机信号时，才四处奔走找名医治疗，那时往往为时已晚。

## ■ 四物汤怎么吃才对？

利用四物汤调经是古人流传的方子，但最早是用来治疗伤重时，肠内有淤血的病症，后来才演变为用来补血、调经。

四物汤既然是以"四物"为主，所以一定有四种药材，原处方记载的是熟地黄、当归、白芍药及川芎，剂量为一至三钱（1钱=5克），到了后来，中医师根据患者症状调整剂量，如果血淤较严重，可以略增当归、川芎，减少熟地黄、白芍的剂量；如果血虚较严重，则减少川芎，甚至不用。

*千万要注意*

依照个人体质不同亦会调整处方，例如容易口干舌燥的人，可能是血虚有热象，容易上火，嘴巴破皮、长痘痘，而四物汤本来就容易上火，愈喝愈燥，月经反而会提前报到，所以临床把脉后，一般会将熟地黄改为生地黄，再加入黄芩、牡丹皮。当归、熟地黄都有滑肠效

果，如果本身容易拉肚子，就要减少用量，或加些砂仁帮助消化。至于有些女生长了子宫肌瘤，就更不应该喝，以免好的营养都被肌瘤吸收，反而把肌瘤养得更壮硕了。

## ■ 中将汤怎么吃才对？

中将汤是由日本传过来的女人调经方，是日本奈良圣武天皇天平时代中将公主的经验方，距今已有1200年之久，目前广为东方女性所爱。主要成分大致是以四物汤、温经汤、桂枝茯苓丸、平胃散加减组合而成，如芍药、当归、桂皮、川芎、苍术、茯苓、牡丹皮、陈皮、香附、生地黄、甘草、桃仁、黄连、干姜、丁香、人参。

日本属温带气候，燥热体质人少，喝中将汤不太会上火，但是中国台湾气候不一样，属亚热带气候，许多女人属燥热体质，贸然服用中将汤，可能会火上浇油，所以针对燥热体质者，医师还会添加黄连、牡丹皮等清热药物。

*千万要注意*

中将汤和四物汤一样，在不了解体质属性以前，不要任意购买来补。同样不能在经期间服用，而是在月经干净后服用。如果有经前综合征，就要在经期前服用，但需要咨询医师及遵照医师指示服用，以避免造成经血量更多的情况。中将汤最常用在经期异常、经痛及更年

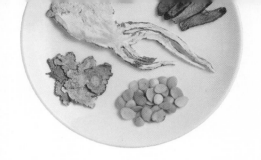

期障碍。如月经提前、延后或不定期，经色淡或偏黑褐色，或者是经前或月经期间的腹痛，以及更年期的忧郁、心情烦躁皆适用。不过，经期结束后，腹部仍隐隐作痛就不适合饮用中将汤。

## ■ 生化汤怎么吃才对？

生化汤是一帖产后药补方子，出自清代萧壎所著的《女科经纶》一书，有说："产后气血暴虚，理当大补，但恶露未尽，用补恐致滞血，唯生化汤行中有补，能生又能化，真万全之剂也。"所以生化汤主要作用在增加子宫收缩、促进恶露排出，预防产褥感染。生化汤主成分包括当归、川芎、桃仁、黑姜和炙甘草，这五味是基本用药，再视个人体质加减，产后有水肿，就会添加益母草；乳汁不足的人，会加丝瓜络和通草；若有腰酸，就添加杜仲。

### 千万要注意

目前市面上有愈来愈多专门针对经期饮用的生化汤，说法是经期前两三天喝，可以帮助经血顺畅。但是，生化汤毕竟是一帖"药"，中医强调辨证论治不无道理，每个人的体质、症状都不尽相同，怎么可能用同一副药治疗全部的女人？

尤其是月经量大的人，更不应该在经期前喝生化汤，因为身体的细胞对激素的刺激很敏感，一旦有刺激，很有可能患巧克力囊肿。如果女人的体质特别敏感，就算是山药、豆浆这类富含雌激素的食物都要小心食用。

到底要不要服用生化汤？怎么喝生化汤？我真的想跟姊妹们说，最好不要自己感觉，或是老听信别人的说法，这根本是拿自己的身体开玩笑。找自己信赖的中医诊断，方便、妥当又安全。

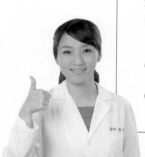

### 补汤最佳服用时机及使用方法

四物汤、生化汤、中将汤是补血处方，一定要遵循医师所开立的方子来使用，不要胡乱照着别人的方子抓药来喝喔！

◎ **四物汤**：主要是用于行气补血、调养血气，使皮肤润泽光滑、防止老化，贫血体质最适合，每次在月经干净后才服用，服用天数遵照医师处方。若有经期综合征者，医师会开月经前服用的处方，可预防来潮时的不适感。

◎ **生化汤**：促进产后的子宫收缩，应用于产后恶露未尽时使用，一般经期不建议服用。

◎ **中将汤**：与中药的"当归芍药散"类似，是活血化淤处方，通常用于剧烈经痛、经期异常及女性更年期障碍。

# 女性可以常吃的**好食物**

在健康的情况下，以下所列的好食物是可以放心摄取的，

对子宫的健康有不错的益处，

不过，若身体有任何的不适，先咨询你的中医师确认比较好喔！

**甜虾**

◎ 性味：味甘，性温。

◎ 主要营养：氨基酸、脂肪、磷、锌、钙、铁。

◎ 主要功效：虾含有丰富的蛋白质，营养价值很高，虾又分为海虾、河虾、龙虾等。早在《明医别录》中，就有记载具温肾补阳功效，还有通乳、益气功效。

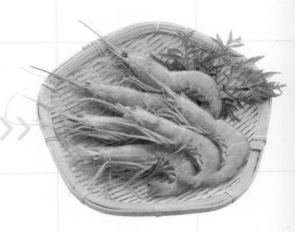

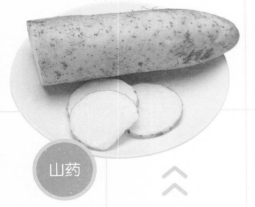

**山药**

◎ 性味：味甘，性平。

◎ 主要营养：黏液性蛋白质、淀粉、膳食纤维、脂肪、维生素A、维生素B$_1$、维生素B$_2$、维生素C、钙、磷、铁、碘。

◎ 主要功效：又名薯蓣，因唐代宗名豫，为了避讳改成薯药，又因宋英宗避讳薯，改为山药。医疗价值很高，早年还被冠上"神仙之食"美名，由于含有黏液性蛋白质，可用于脾胃虚弱、营养不良引起的疲倦、腹泻、白带症，还能改善更年期衰老及性生活失调，可作为药膳食用。

**牡蛎**

◎ 性味：味辛，性温。

◎ 主要营养：氨基酸、锌、铁、磷、钙、DHA。

◎ 主要功效：牡蛎含有丰富的蛋白质及多种矿物质，包括钙、锌、铁、磷，子宫有出血现象时吃，可补充流失的营养。倘若阴道有白带分泌物且略带血丝时，可增加维生素C含量丰富的食物，如蘸着柠檬汁一起吃，具有止血功效。

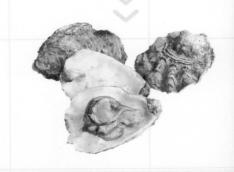

韭菜

◎ 性味：味辛，性温。

◎ 主要营养：叶红素、蛋白质、脂肪、维生素A、B族维生素、维生素C、膳食纤维。

◎ 主要功效：韭菜性质温和，可促进血液循环，流畅全身，温暖身体，所以对身体冰冷引起的白带过多，有改善之效。有疲劳倦怠、身子冰冷时吃，可消除疲劳，使手脚变暖和。韭菜还含有硫辛酸成分，所以香味独特，能增加活力，提高食欲。韭菜汁＋生姜汁，按10：1比例混着喝，生姜性温，有杀菌作用，二者混和吃，可使下腹部变暖及防止阴道细菌感染。

牛蒡

◎ 性味：味甘、辛，性温。

◎ 主要营养：蛋白质、脂肪、菊糖、牛蒡糖、寡糖、维生素C、B族维生素、膳食纤维。

◎ 主要功效：牛蒡含有丰富的多糖体，有消除恶臭气味效果，而且对经血里含有血块的经痛有缓和作用。

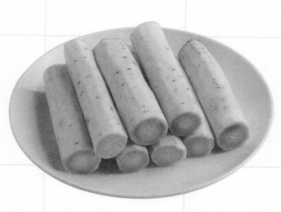

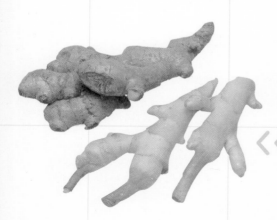

生姜

◎ 性味：味辛，性温。

◎ 主要营养：姜辣素、姜帖酮、姜酮、姜烯酮、姜油。

◎ 主要功效：生姜能使身子变暖，帮助血液循环，所以对于手脚冰冷的女性经痛很有帮助。每天用餐前，喝杯蜂蜜热姜茶可使身子变暖。生姜性质微温，干咳或内热者避免食用。

# 女性进补常用的**好药材**

在健康的情况下，以下所列的好药材适合平常自己调养用。

适用于大多数人，平常料理时入菜也能提味，非常好用。

但也要注意，若身体有任何的不适，先咨询你的中医师确认比较好喔！

**当归**

◎ **性味**：味甘、辛，性温。

◎ **主要营养**：氨基酸、果糖、葡萄糖、阿拉伯半乳聚糖、阿魏酸、丁二酸、香草酸、烟酸、棕榈酸、磷脂、维生素A。

◎ **主要功效**：当归能够帮助血液生成，促进血液循环，能使下腹部变暖，弛缓子宫肌肉，帮助血流循环畅通，对于经痛或月经不调者很有帮助。

◎ **注意事项**：若有血液凝固疾病或体质燥热者，则应避免食用。

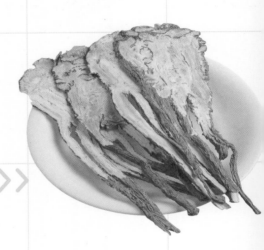

**益母草**

◎ **性味**：味辛、微苦，性微寒。

◎ **主要营养**：益母草碱、水苏碱、益母草定、亚麻酸、β–亚麻酸、油酸、月桂酸、苯甲酸、芸香苷及延胡索酸。

◎ **主要功效**：益母草可帮助血液循环，对于子宫的收缩和弛缓很有效。在有经痛严重，或子宫冰凉所引起的手脚发麻，身体感到寒凉，尤其手脚末梢部位冰冷时，可用益母草熬水，1天分3次，饭后各喝一杯，有助子宫温暖。

◎ **注意事项**：血热证者不适用。

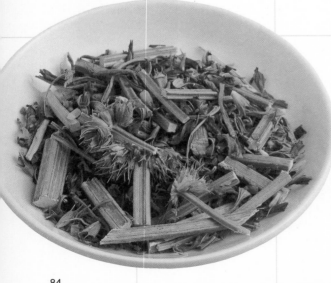

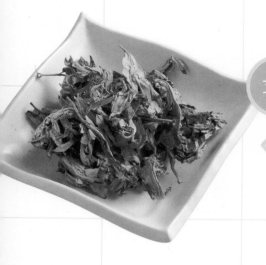

艾草

◎ 性味：味苦、辛，性温。

◎ 主要营养：维生素A、维生素B₁、维生素B₂、维生素C、铁、钙、磷。

◎ 主要功效：艾草能活血，有杀菌、消炎作用，特别是泡艾草浴，能让子宫变暖。艾草性质温和，泡澡可为阴道和子宫消毒，还能让身体变暖和。

◎ 注意事项：最好使用存放3年以上的艾草，药效才会好。

陈皮

◎ 性味：味苦、辛，性平。

◎ 主要营养：维生素A、维生素C、B族维生素、钠、钾、镁、锌、类黄酮。

◎ 主要功效：陈皮富含维生素，可促进新陈代谢、增加活力。抗压性低及消化不良者可常食用，对因子宫不通气产生的经痛很有效。

◎ 注意事项：气虚与阴虚燥咳者不宜。

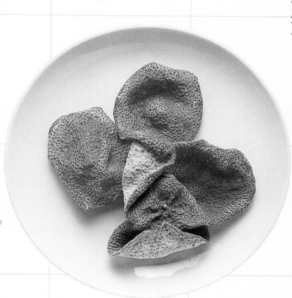

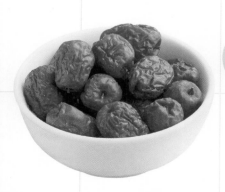

红枣

◎ 性味：味甘，性温。

◎ 主要营养：蛋白质、脂肪、钙、磷、铁、维生素C、核黄素、维生素B₃。

◎ 主要功效：红枣是一般补血最常用的药材，料理膳食等也常常使用，煮熟的红枣好吸收、补血效果最好。红枣的成分能增加红细胞含量，和龙眼干、黑糯米、当归一起搭配，可以补充经血流失的营养。

◎ 注意事项：生吃红枣对胃肠功能不好的人来说，很容易造成腹泻，所以红枣尽量吃熟的。

# 20道好料理，让你**变瘦变美**变年轻

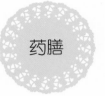

药膳

# 小鱼干昆布豆腐汤

### 材料 INGREDIENTS

| | | | |
|---|---|---|---|
| 小鱼干 | 若干 | 胡萝卜 | 半根 |
| 干昆布 | 半条 | 卷心菜 | 60克 |
| 豆腐 | 2块 | 柴鱼及盐 | 适量 |

🌿 **食材小常识**

小鱼干钙质丰富，昆布能提高免疫力，豆腐含高质量的植物性蛋白质，胡萝卜能明目，卷心菜与花椰菜同属十字花科，能美肌，并具防癌功能，柴鱼能健脾胃、益阴血。

### 做法 METHODS

1. 小鱼干洗净，干昆布洗净后泡软，切成3厘米的长条状，胡萝卜切滚刀块，卷心菜洗净切块，再将豆腐切块备用。

2. 煮锅八分满，倒入小鱼干、干昆布、胡萝卜煮滚后，再转小火炖煮至软。

3. 起锅前8分钟，倒入卷心菜及豆腐煮，加适量的盐煮到熟。

4. 盛入碗中，可撒上柴鱼提味。

### 注意事项

小鱼干含钾量高，洗肾患者不宜多吃。

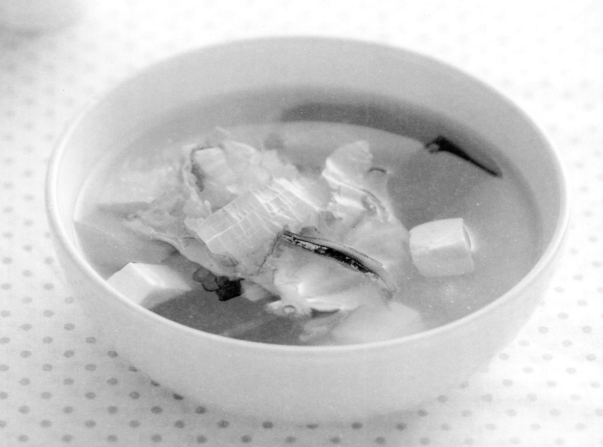

药膳

# 蒜瓣蛤蜊汤

## 材料 INGREDIENTS

蛤蜊 .................... 600克　　盐 ..................... 少许
蒜瓣 .................... 3/4杯　　酒 ..................... 2大匙
姜丝 .................... 适量

## 做法 METHODS

1. 蛤蜊吐沙洗净备用。
2. 煮锅放入半锅水，倒入蒜头煮5分钟后，再加入蛤蜊，待蛤蜊壳一张开，即可加入姜丝、调味料、熄火起锅。

## 注意事项

1. 蛤蜊嘌呤含量高，正处于急性期的痛风患者，应暂停食用。
2. 蛤蜊很容易腐坏，选购时一定要仔细挑选。

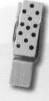

### 🌿 食材小常识

蛤蜊性温、平，古书记载，吃蛤蜊肉可以缓解夜间盗汗、利水、消烦、解渴，富含钙、维生素B$_{12}$、牛磺酸，可助胆固醇代谢。蒜、姜常用于烹调提味，大蒜中含有蒜氨酸和蒜酶成分，有很强的杀菌效果，能祛痰、利尿、解毒及催吐，有助提升人体免疫力。

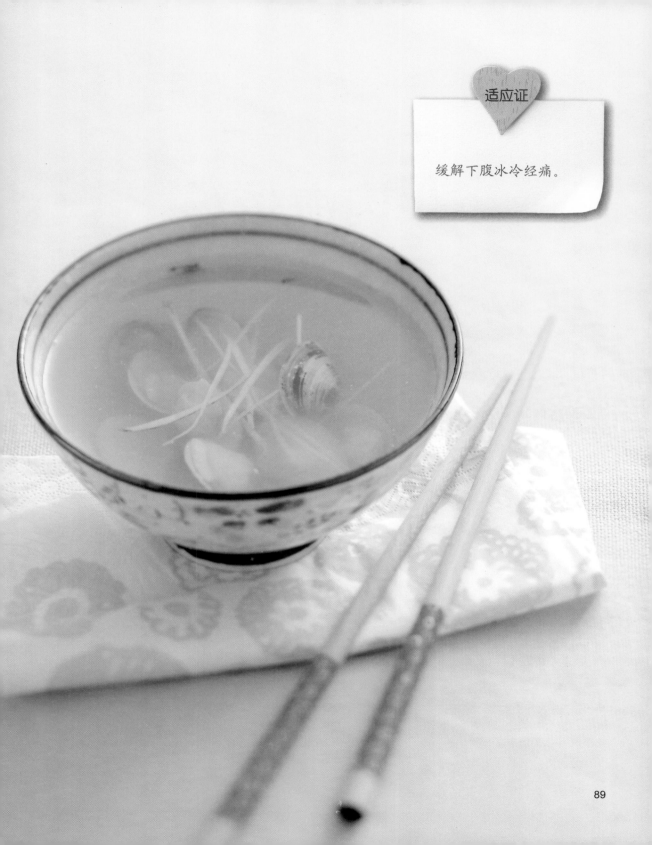

药膳

# 牛肉海带汤

## 材料 INGREDIENTS

干海带 ................... 150克
牛筋肉(熬汤用) .... 100克
酱油 ................... 2/3大匙
香油 ................... 1大匙

蒜泥 ................... 1小匙
盐 ................... 少许

## 做法 METHODS

① 将干海带切成0.5厘米宽，用水泡开。

② 牛筋肉切成容易入口的大小。

③ 电锅外锅先加热，放上铝箔纸后，倒入香油，先翻炒牛肉，再倒入海带一起翻炒约1分钟，加水500毫升闷热。

④ 煮约20分钟后，倒入酱油和蒜泥，继续煮至熟烂，起锅前10分钟，用盐调味。

### 注意事项

海带中含碘丰富，甲状腺功能亢进者不宜多吃，因为海带可能使甲状腺组织硬化，不利病情。

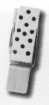

### 食材小常识

牛肉富含高蛋白质，脂肪含量低，具补中益气、滋养脾胃、强筋健骨功效，食用牛肉能快速补充体力，建议食用黄牛肉，因性温滋补却不燥热，食入不易上火，适合各种体质，加上铁质含量丰富，补血又补肾。海带有助肠胃、心血管及脑血管，含有大量的碘，缓和雌激素及调理卵巢机能。

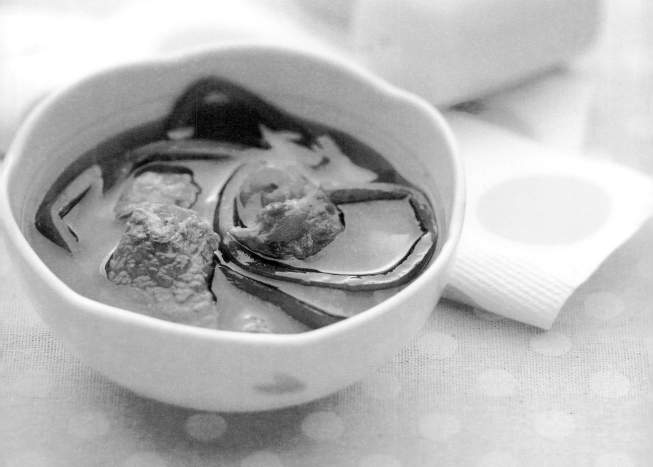

子宫寒、手脚冰冷等症状。

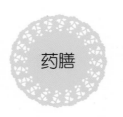

药膳

# 韭菜虾米粥

## 材料 INGREDIENTS

米 .... 1杯（电锅量米杯）
韭菜 ...................... 80克
虾米 ................. 1大汤匙

大蒜 ......................... 3瓣
盐 ........................... 适量

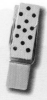

🌿 **食材小常识**

　　韭菜是常见的蔬菜，在中医药膳里却有重要的价值，除可降血脂，还具有"温补肝肾"及"助阳固精"的作用，在药典享有"起阳草"之誉。韭菜中含有丰富的胡萝卜素与维生素C，以及钙、磷、铁等矿物质，所含的纤维素有助肠胃蠕动，能预防肠癌，其含有的挥发性精油及硫化物，具降血脂功效。虾米含丰富蛋白质，能活血，多食含虾米的粥类可改善气色不佳。

## 做法 METHODS

① 韭菜洗净，切成1厘米段。虾米放内锅，用4大碗水，外锅放1杯半，煮成虾米汤。米要泡2小时。蒜压成泥。

② 锅里倒入虾米汤，再放入酱料搅匀使它溶到汤里，然后再放入泡软的白米煮。

③ 外锅再加入2杯水煮至跳锅后，再放入蒜泥，外锅再加入1杯水继续熬煮，米粒煮烂后用盐调味即可。

### 注意事项

适用虚寒体质，体质较为热性者以及怀孕初期不适用。

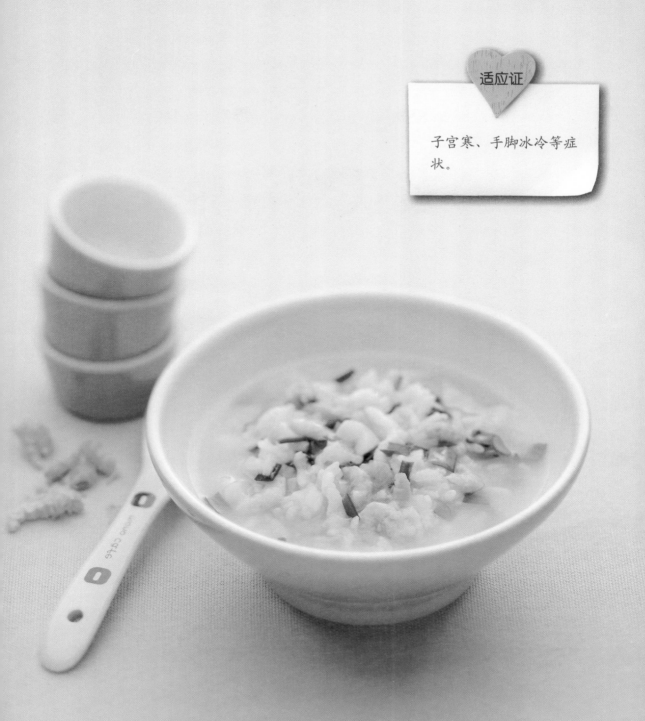

子宫寒、手脚冰冷等症状。

药膳

# 黄芪鸡汁粥

## 材料 INGREDIENTS

母鸡 .......................... 1只（1000～1500克）

白米 .......................... 100克

黄芪 .......................... 15克

红枣 .......................... 10粒

故纸花 ........................ 5克

## 做法 METHODS

1 将母鸡洗净切块，加水煮熬成鸡汁。

2 再将药材以水煎煮成汁，与鸡汁、白米一同煮成粥。

## 注意事项

燥热体质的人不要吃黄芪，以免火上浇油，身体更燥。

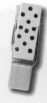

### 🌿 食材小常识

黄芪是中医药膳常用的药材之一，所谓"当归补血，黄芪补气"，根据《本草纲目》记载，黄芪可用于气虚乏力、久泻脱肛、利尿、水肿、子宫脱垂等，若以药理学来看，黄芪具强心作用，但高血压患者须慎用，以免血压突然升高。鸡肉则能补充元气，消除疲劳。

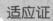
可以增强抵抗力，老少皆宜。

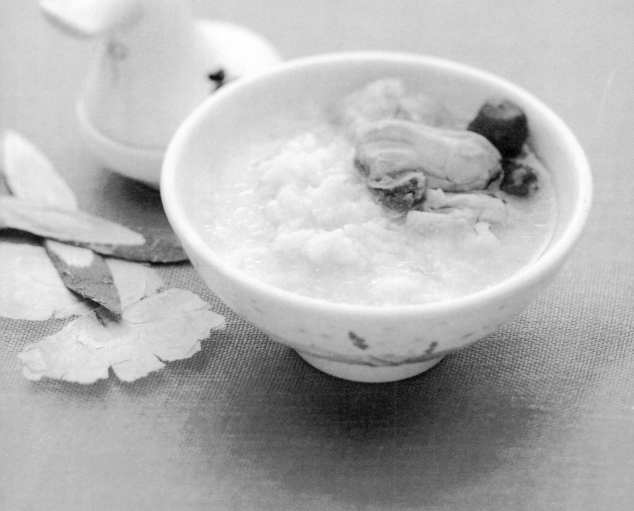

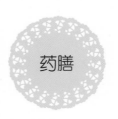

药膳

# 葱姜当归饮

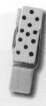

## 材料 INGREDIENTS

葱 ........................ 2 根　　当归 ...................... 10克
姜 ........................ 3 片

## 做法 METHODS

1 将葱、姜、当归放入大碗中，装满水。

2 放入电锅中，外锅倒入2/3量杯的水，开关跳起来后，再闷5分钟后即成。

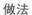 **食材小常识**

　　当归具除淤血、生新血的功效，中医常用于女性月经调理、闭经、痛经或血虚体弱等症，能改善血液循环。葱、姜常用于烹调提味，葱有增强消化、杀菌的作用，姜辛温，具出汗、驱寒之功效。

## 注意事项

当归有补气活血功效，恐会刺激癌细胞生长，并含抗血液凝固成分，易引发出血或影响抗凝血作用。研究发现当归还具有光感性成分，食用后晒太阳过多易致皮肤癌。身体健康的人可当开水饮用，但肿瘤患者不宜服用。

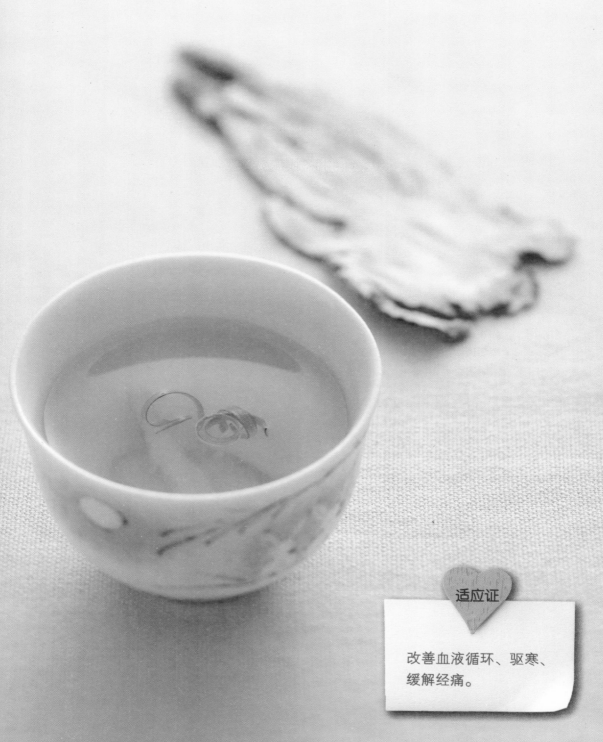

适应证

改善血液循环、驱寒、
缓解经痛。

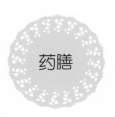

药膳

# 人参鸡汤

## 材料 INGREDIENTS

半只鸡..................剁块          枸杞子..................2大匙
高丽参.............6~8片          盐..........................少许

## 做法 METHODS

① 将鸡处理干净后，用热水汆烫去除血水，泡冷水捞出备用。

② 将鸡块、人参片、枸杞子放入炖锅中，加水，要盖过食物表面，以大火煮滚后转小火炖至熟烂，起锅前可加盐调味。

### 注意事项

若食用完有失眠现象，人参应减量。

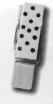

### 🌿 食材小常识

人参具有大补元气、虚耗，促进新陈代谢及血液循环的功效，有助强身健体，调节神经紧张，产后调理等，女性、老人及病后补气者，皆适合饮用。人参分为高丽参及粉光参，两者同科同属不同种，韩国高丽参性属燥热，粉光参性偏凉。鸡肉性味甘温，温中益气，对疲劳、消水肿、病后调理及产妇调养都很有帮助。

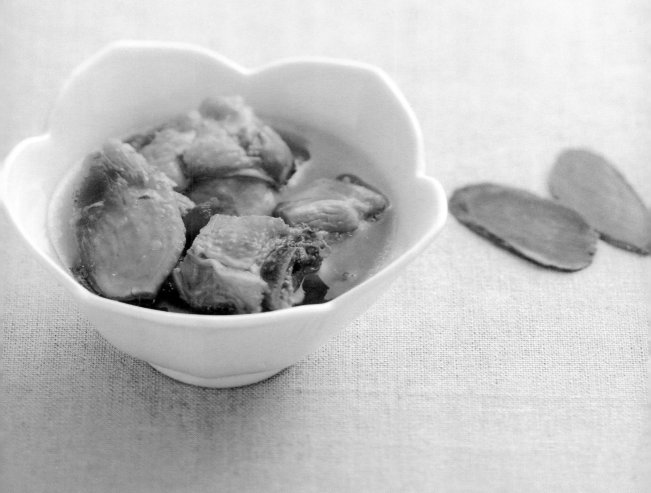

气血虚弱导致的子宫寒、手脚冰冷症状。

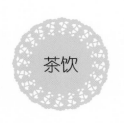

茶饮

# 玫瑰蜂蜜茶

**材料** INGREDIENTS

干燥玫瑰花...............5克
蜂蜜 .......................少许

**做法** METHODS

用热水冲泡，再加入蜂蜜搅拌后，即可饮用。

**注意事项**

因玫瑰花具活血化淤功效，若经期月经量较多者，建议不要饮用，另玫瑰花茶有收敛作用，气虚、易疲惫的便秘者不宜多喝。中医认为，身体虚弱者不适合饮用，因为"气"会愈理愈少，反而易觉疲累或发生腹泻。

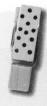

**食材小常识**

玫瑰花茶性质温和，能行气活血、化淤，调和脏腑，有助消化、消脂肪的效果。在《本草纲目》中有记载，能美容养颜、通经活血，调和肝脾、理气和胃，气味清香，富含维生素C，能促进血液循环、新陈代谢，利尿，缓解疲劳，减缓经痛，适合上班族饮用。

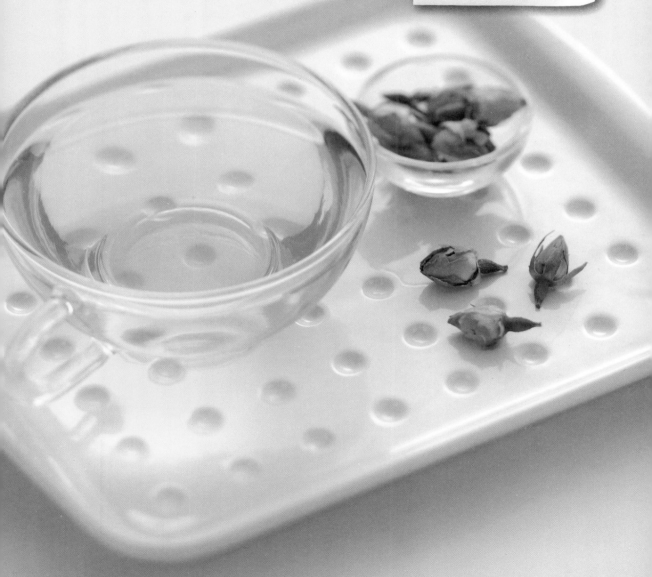

缓解生理期头痛、头重。

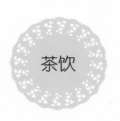

茶饮

# 枸杞人参茶

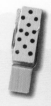

## 材料 INGREDIENTS

人参 .........................5克
枸杞子 .....................10克

## 做法 METHODS

1. 准备有滤网的不锈钢水壶，将所有药材放入，冲入沸水随即盖上杯盖。
2. 闷10～20分钟即可饮用。

## 注意事项

高丽参性属燥热，适用于四肢冰冷、怕冷等寒性体质患者，发炎、火气大、高血压等患者忌服；若体质燥热者可选用粉光参取代。子宫肌瘤、子宫颈癌等子宫病变者皆不宜食用人参。

## 食材小常识

自古人参即被称为"草药之王"，在中国文化中已有数千年历史，具有大补元气、虚耗，促进新陈代谢及血液循环，有助强身健体，调节神经紧张，产后调理等，女性、老人及病后补气者，皆适合饮用。人参分为高丽参及粉光参，两者同科同属不同种，韩国高丽参性属燥热，粉光参性偏凉。枸杞子具养眼之效。

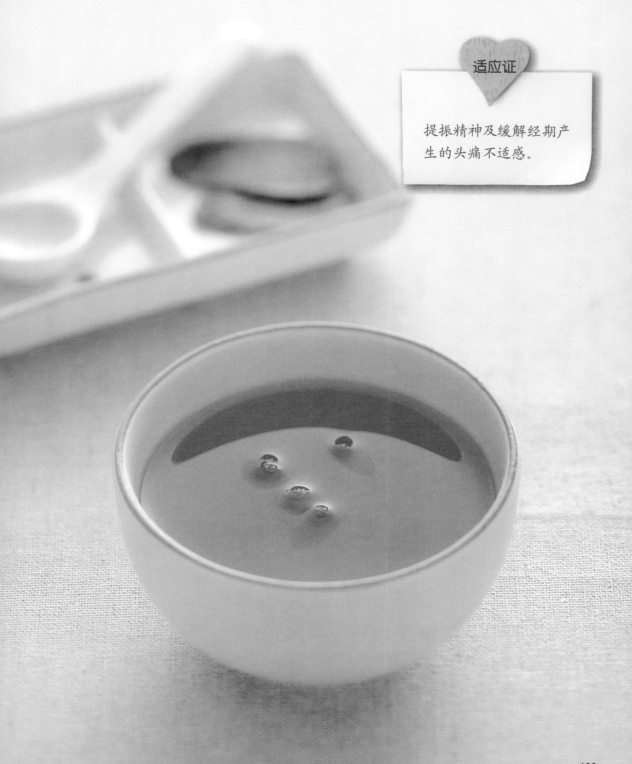

提振精神及缓解经期产
生的头痛不适感。

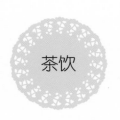

茶饮

# 橘皮茶

**材料** INGREDIENTS

晒干的橘皮.............20克

**做法** METHODS

① 洗净晒干的橘皮。
② 煮锅放1000毫升的水及橘皮，煮到剩下一半水之后，即可饮用。

**注意事项**

橘性寒，风寒感冒、肺虚冷咳及气喘患者，不宜多食。食橘前一小时不宜饮牛奶，避免牛奶中的蛋白质遇到橘子果酸凝固不易消化，引起胃胀、腹泻，胃溃疡患者宜少量饮用。

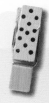

### 🌿 食材小常识

橘皮含有丰富的维生素B$_1$、维生素C、维生素P和柠檬烯等物质，橘皮的维生素C又远高于果肉，能在体内发挥抗氧化作用，润肤养颜，预防血管破裂，有助维生素C缺乏病治疗，常饮用能减缓动脉硬化发生。橘皮入药，又名陈皮，有降气、消气之效，在中医临床上常用于调理脾胃。

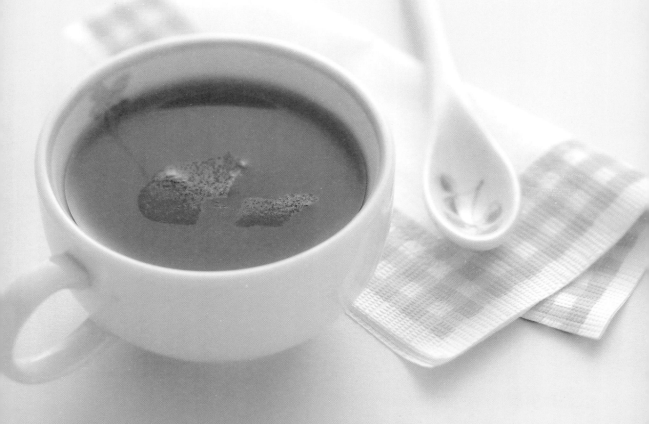

能减缓子宫胀气不通畅
而产生的经痛。

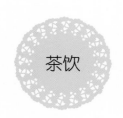

茶饮

# 参枣茶

## 材料 INGREDIENTS

红枣 ....................... 5粒
高丽参 ..................... 2片
晒干橘皮 ................... 20克
桂皮 ..................... 5厘米

蜂蜜 ....................... 适量
松子 ....................... 适量

## 做法 METHODS

① 晒干橘皮、桂皮洗干净后，切成适当大小。

② 煮锅加水，倒入红枣、高丽参片、橘皮、桂皮，用大火煮滚，转成小火。

③ 用纱布过滤后，倒入蜂蜜和松子搅匀后喝。

## 注意事项

桂皮辛热有小毒，不利怀胎，孕妇忌食；因有化淤活血之效，有出血者也不宜食用。

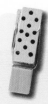

### 食材小常识

高丽参性属燥热，能补气活血，是养身好食材，食用能迅速恢复精气神；橘皮有抗氧化作用，养颜润肤，调理脾胃；桂皮又称肉桂，中医认为桂皮辛热，入脾、肺、膀胱经，有化淤活血、驱寒止痛、健胃、温经通脉的功效。松子性温味甘，具滋阴润燥、润肺止咳、润肤养颜、滑肠通便的功效。

子宫寒、手脚冰冷等症状。

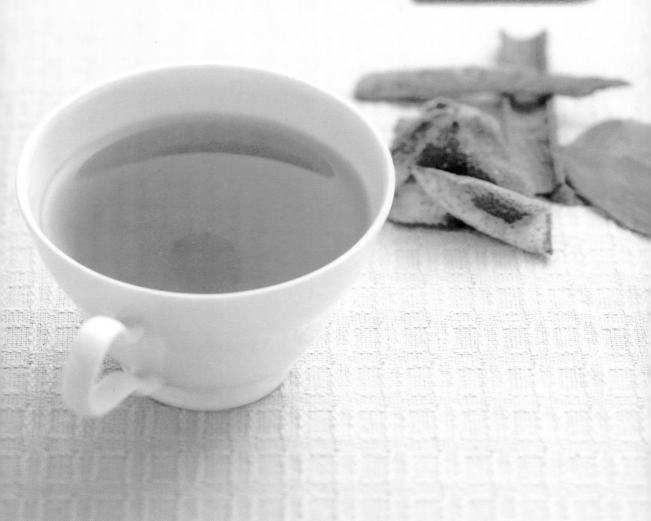

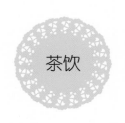

茶饮

# 梅枣蜂蜜茶

### 材料 INGREDIENTS

| | | |
|---|---|---|
| 腌渍梅子 | ................. | 6粒 |
| 红枣 | ................. | 2粒 |

| | | |
|---|---|---|
| 枸杞子 | ................. | 3克 |
| 蜂蜜 | ................. | 3大匙 |

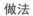 食材小常识

梅子可当零食，又能养颜助消化，是许多女性的最爱，是天然的碱性食品，能净化食肉过多导致的酸性血液，还能促进肠胃消化、新陈代谢；红枣能补气养血、健脾胃；枸杞子能滋补肝肾、明目安神、坚固筋骨，驻颜防老。

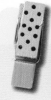

### 做法 METHODS

① 梅子去核，切成细条状。

② 洗净红枣，切成条状。

③ 将梅子、红枣、枸杞子用蜂蜜浸泡30分钟。

④ 舀出一汤匙浸泡的浓液倒入一个中杯（300毫升）中，用温水倒入杯中搅匀后饮用。

### 注意事项

腌渍梅子糖及盐分高，含钾量亦高，高血压、肾功能不良及糖尿病患者应小心食用，梅子属酸，胃酸分泌过多、胃溃疡及十二指肠溃疡者，亦不宜多食。

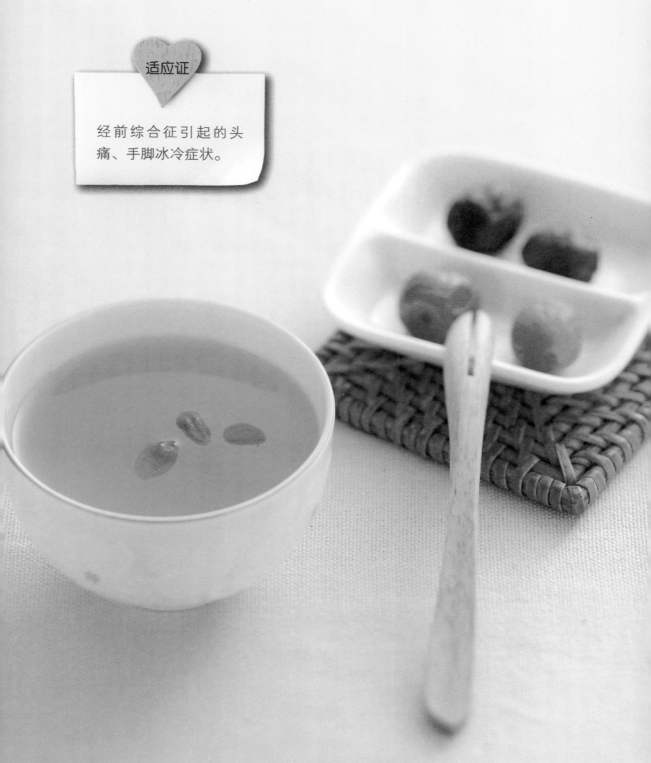

经前综合征引起的头痛、手脚冰冷症状。

茶饮

# 金橘水果茶

### 材料 INGREDIENTS

苹果 ........................ 半个　　金橘 ........................ 6颗

橙子 ........................ 半个　　红茶 ........................ 1包

菠萝 ........................ 3片

### 做法 METHODS

1. 金橘洗净，并用刀在表皮上划十字切开，苹果及菠萝切成小块、橙子切成薄片。

2. 煮锅放500毫升水，倒入金橘、苹果、菠萝及橙子，煮滚后转小火再煮10分钟。

3. 放入茶包，再煮1分钟熄火。

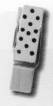

### 🍂 食材小常识

吃苹果好处多，不仅有益健康，还能美白润肤；橙子富含维生素C、纤维素，可让皮肤血管抗氧化；菠萝富含酶纤维，可助消化、解油腻；金橘含有丰富的维生素C，中医认为，金橘具理气、解郁、驱寒、化痰、醒酒、解除消化不良、提升食欲、增强身体抗寒的能力。

### 注意事项

1. 菠萝含有蛋白酶，患有消化道溃疡、严重肝肾疾病者忌食；金橘吃多会上火，脾弱气虚者不宜多食，金橘、橙子糖分皆高，糖尿病患者应忌口。

2. 茶包放入3分钟之后就要拿出来，避免茶喝起来有苦涩味。

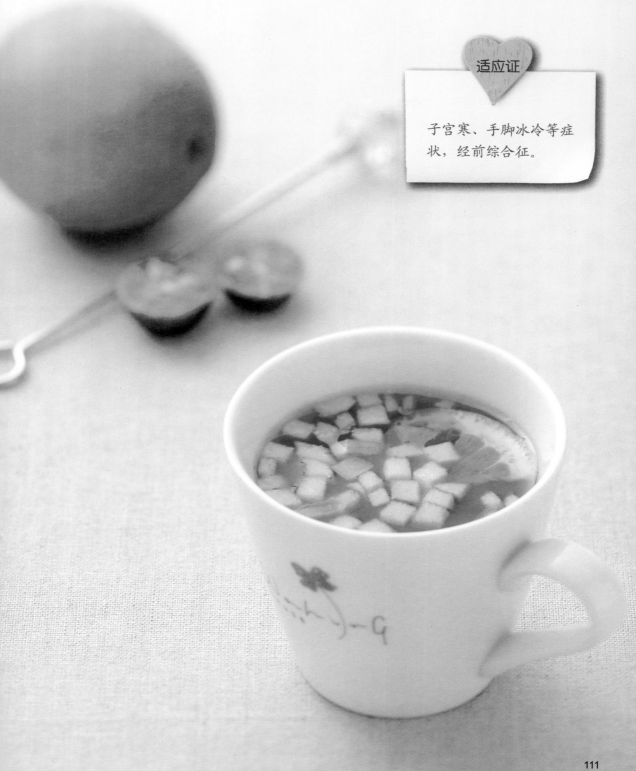

子宫寒、手脚冰冷等症状，经前综合征。

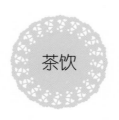

茶饮

# 老姜蜜茶

## 材料 INGREDIENTS

老姜 ..................... 半根
蜂蜜 ..................... 1大匙

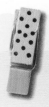

### 🌿 食材小常识

中医认为，生姜能发汗解表，温中止呕，能解鱼蟹之毒。老姜又称为姜母或干姜，因为姜年龄较大，姜辣素含量较高，含糖量较多，口感相对辛辣，但驱寒暖身效果十足，对人体"暖胃润肺"助益最大。蜂蜜则具有清热、解毒、润燥等功效，有助于养胃、养肝及养心。

## 做法 METHODS

1 生姜去皮，磨成泥。
2 用热水冲泡姜泥，放凉后加入适量的蜂蜜即可饮用。每天可饮用1～3次。

## 注意事项

体质属于"阴虚内热"者，或有眼睛干涩、好发青春痘、咽喉不适者，应尽量少食姜，因老姜辛辣程度高于嫩姜、粉姜，较适合偏寒体质者食用。

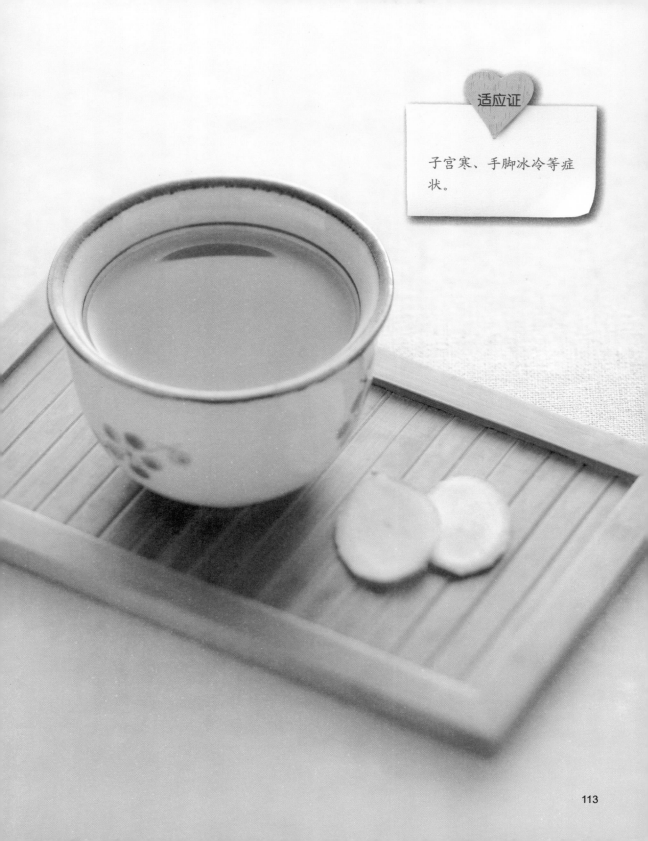

子宫寒、手脚冰冷等症状。

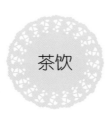

茶饮

# 益母草当归红枣茶

 **材料** INGREDIENTS

益母草......................30克          红枣 .........................5粒
当归 ......................30克

**做法** METHODS

① 将益母草和当归洗净后放入锅里，倒入4杯水，用大
火煮滚。

② 将火调小后，再煮50分钟左右，加入红枣约煮10分钟
关火，可随时当做开水喝。

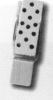

🌸 **食材小常识**

益母草是一种草本植物，性
微寒，味苦辛，可去淤生新、活
血调经、利尿消肿，是历代中医
用来治疗妇科疾病的药材，因
为含硒、锰等微量元素，具抗氧
化、抗衰老与抑制癌细胞的功
用，有美容养颜功效。

**注意事项**

研究发现，益母草能刺激子宫、促进子宫收缩，孕期忌
用。益母草有降压作用，应避免与肾上腺素药物并用。血
虚、血淤及肾虚患者，皆不宜过食益母草，非但疗效不
佳，还会损伤元气。

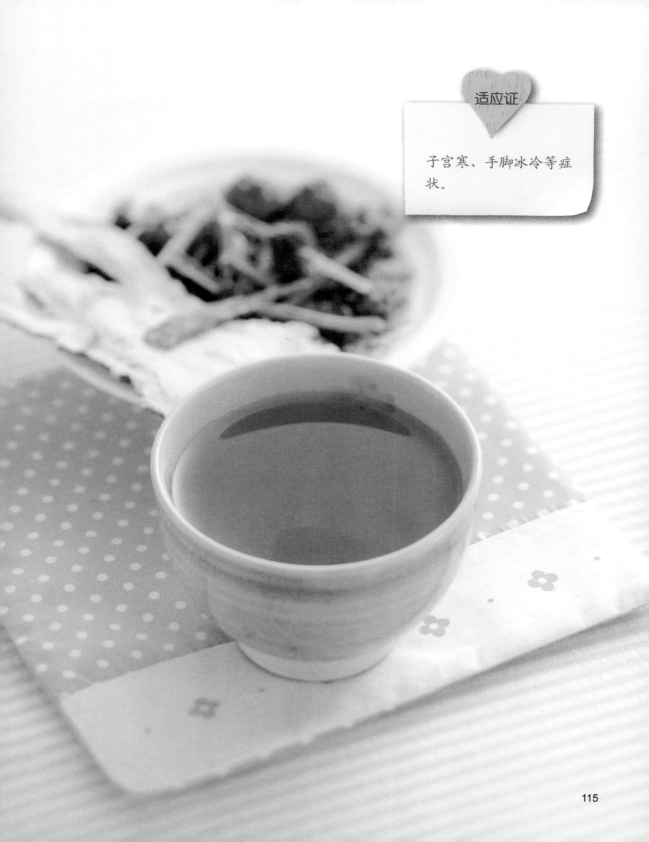

子宫寒、手脚冰冷等症状。

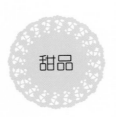

甜品

# 核桃牛奶粥

## 材料 INGREDIENTS

米 .............. 电锅量杯1杯
牛奶 ................. 250毫升
生核桃 ..................... 5粒

盐 ........................... 少许

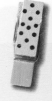

### 食材小常识

生核桃含丰富蛋白质，能强化记忆力、健脑、乌发；富含多种维生素，能促进皮肤光滑、助通便；其含不饱和脂肪酸，益于软化血管、降低胆固醇。牛奶营养成分高，牛奶中的蛋白质包含人体无法自行合成的必需氨基酸，还含有丰富矿物质及微量元素，亦是最佳钙质来源。

## 做法 METHODS

① 将米泡约2小时，生核桃剥掉内皮，用手掰成大小适中的核粒。

② 将米、生核桃放入内锅中，倒入10量杯水，外锅放2杯半的水，开关跳起，立刻倒入牛奶搅拌，加盐后，再闷5分钟即成。

## 注意事项

核桃热量高，食用过多容易上火，燥热体质者宜少吃。

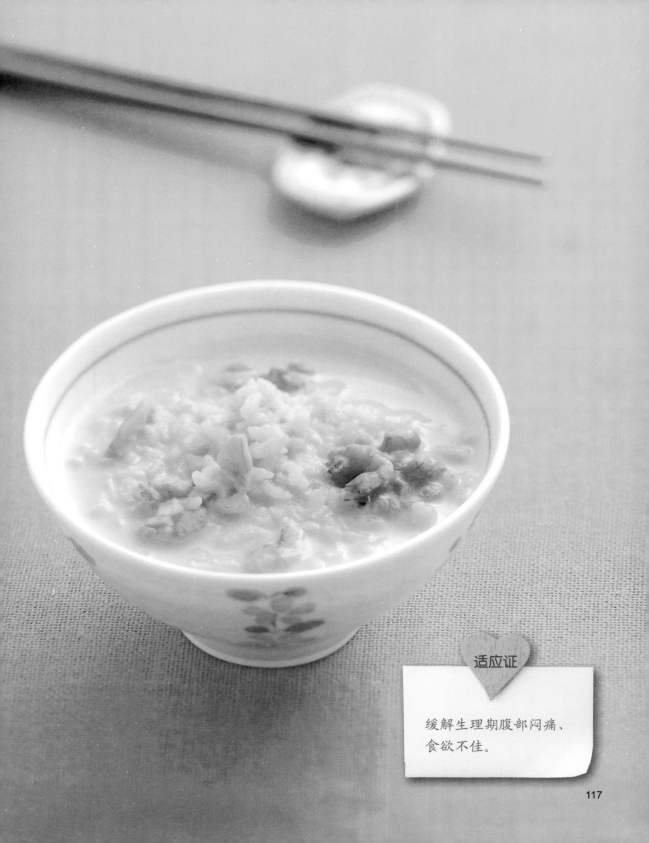

缓解生理期腹部闷痛、
食欲不佳。

117

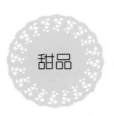

甜品

# 红枣炖南瓜

**材料** INGREDIENTS

南瓜 ........................1/2个　　　砂糖 ........................适量
红枣 ........................5粒

**做法** METHODS

① 南瓜去皮、去籽，切块；红枣洗净，备用。
② 将南瓜块、红枣、砂糖和水，放入电锅，外锅放入
   1.5杯水，煮至开关跳起即可。

**注意事项**

南瓜的糖分及热量高，容易影响血糖升高，糖尿病患者不
宜多吃。

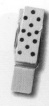

🍁 **食材小常识**

　　红枣补气、健脾胃，能够增
加食欲、止泻，有助于养肝、防
癌，富含大量的B族维生素与维
生素C，有助皮肤细腻、水灵。
南瓜所含的淀粉和糖类很容易被
人体吸收及分解，从中医角度来
讲，南瓜入胃、大肠经，可润
肺、补脾、增食欲和改善胃痛。

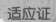 

缓解生理期腹部闷痛、
食欲不佳。

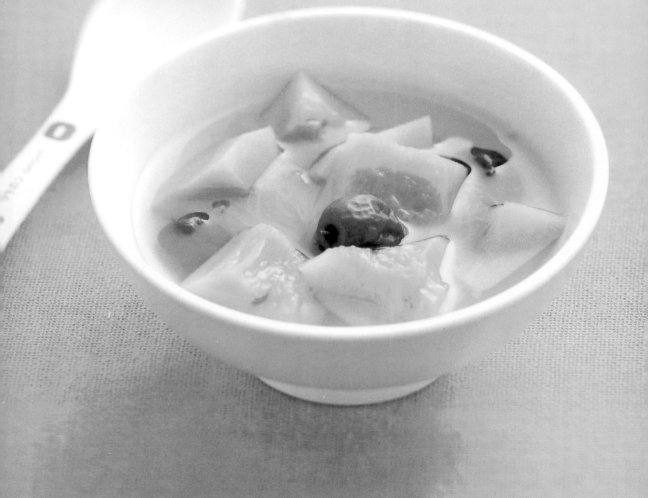

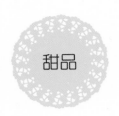

甜品

# 双耳红枣汁

## 材料 INGREDIENTS

生黑木耳 ...............200克
白木耳 ...............200克
姜片 ............... 1/3茶匙
去籽红枣 ...............6粒
冰糖 ............... 1/2茶匙

## 做法 METHODS

1 将生黑木耳和白木耳洗净处理后，放入搅拌机打成泥状。
2 用大碗盛装，倒入2碗水（太浓稠可再多加水）、去籽红枣、姜片、冰糖，拌搅后放入电锅中，外锅放1杯水，开关跳起即可热饮。

## 注意事项

1 白木耳属性偏凉，受凉引发的感冒、咳嗽或湿热引起的多痰或阳虚畏寒者，或食后腹泻者，不宜食用；干的黑木耳烹调前应先泡温水软化，但呕血、便血者不宜吃。
2 一次喝不完，可装瓶冷藏，一星期内要喝完。

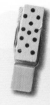

### 食材小常识

黑木耳含铁量丰富，是猪肝的5倍，为天然补血圣品，丰富的胶质还是最佳的身体清道夫，能排除肠道杂质；磷脂类化合物能延缓老人失智症的发生，还能促进肠胃蠕动及预防心血管疾病。白木耳又称银耳，有滋阴补肾、润肺生津之效，为女性养颜秘方，有助皮肤细腻光滑。

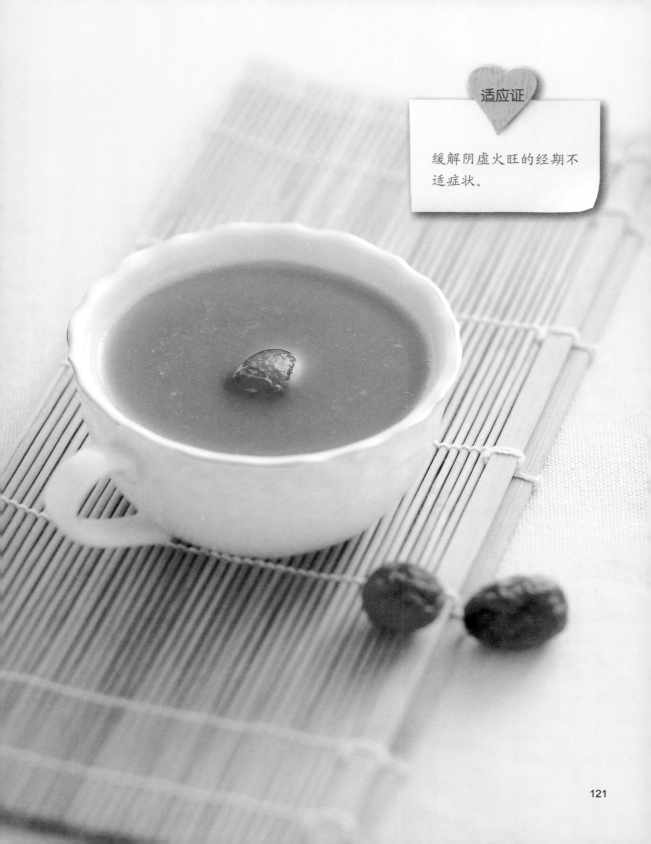

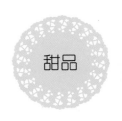

甜品

# 香蕉腰果豆奶

## 材料 INGREDIENTS

香蕉 ........................1根　　　枸杞子........................5克
豆浆 .................200毫升　　　生腰果........................3粒

## 做法 METHODS

① 生腰果及枸杞子洗净，香蕉切成段状。

② 将豆浆、生腰果、枸杞子、香蕉倒入搅拌机搅匀即可饮用。

## 注意事项

① 香蕉含丰富的钾，会使肾脏病患者体内多余的钾无法顺利排出，不利病情。因此，肾功能不全、肾发炎或洗肾患者不宜吃香蕉。

② 打成的豆奶要尽快饮用完，避免氧化。

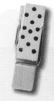

### 🌸 食材小常识

　　香蕉药食俱佳，含有能帮助脑内产生5-羟色胺的物质，有助稳定情绪、减少烦躁，增加愉悦感，还含有丰富的维生素A、B族维生素、维生素C、维生素E，常食能降低胆固醇和高血压，富含纤维、有助排便。豆浆含丰富的植物异黄酮，利尿、排汗，促进脂质代谢。中医文献记载，枸杞子能促进激素分泌，具滋阴补肾、清热解毒、养肝、明目，久服能延缓老化。腰果脂肪中的成分是不饱和脂肪酸，对心血管有益，其所含油脂能通便，并有润肤美容之效。

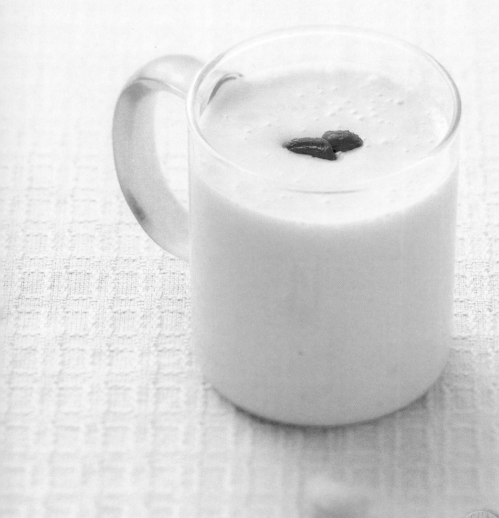

适应证

润肤美容、稳定情绪、
强化子宫。

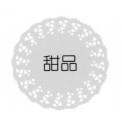

甜品

# 白木耳莲子汁

## 材料 INGREDIENTS

白木耳 .................... 1朵　　红糖 ..................... 适量
莲子 .................... 10粒

## 做法 METHODS

1. 将泡发的白木耳及莲子放入煮锅中，加入600毫升水煮至软烂。
2. 将煮至软烂的所有材料放入果汁机中，打至材料细碎成汁即可。
3. 依据个人口感决定是否添加红糖。

## 注意事项

莲子具止泻之效，消化不良与便秘患者不宜食用莲子。

### 🌿 食材小常识

白木耳又称银耳，性味甘，富有胶质，能滋阴补肾、润肺生津，还有助活血、强心、补脑，能增强细胞免疫功能，尤其富含氨基酸及多糖体，是女性养颜美容最佳的胶原蛋白，有助皮肤光滑细腻、有弹性。莲子性味甘平，具健胃补脾、益肾固精、止泻、安心养神之效，清热祛火，中医用于治疗月经过多、白带过多症。红糖性温味甘，热量高、富含铁质，能有效调理女性经期不适的问题。

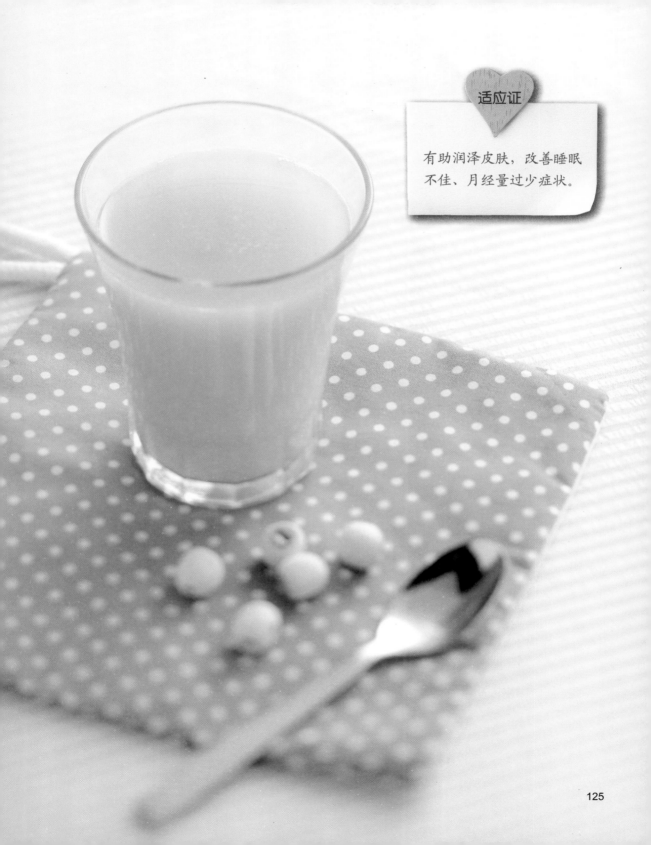

有助润泽皮肤，改善睡眠
不佳、月经量过少症状。

# 女性这样做，
# 气血通畅好健康

◆ ❀ ❀ ❀ ❀ ❀ ❀ ❀ ❀ ❀ ❀ ❀ ◆

运动对子宫保养很有效，

懂得运用一些包含中医医理的小运动，可畅通气血，

预防子宫疾病，对于身体机能的维持与强化，更是有着长远的效果。

虽然说平常动一动、登山、逛街也可以活络气血，

但却不如养成规律的习惯来得直接。

一旦身体产生不适，可以用中医的按摩来消除，

不必吃药打针，既安全又有效。

本篇将为你提供简单、有效的保养子宫的运动及最常用到的重要穴位，

不舒服的时候集中保护子宫健康，平常的时候美颜、养肝、保青春！

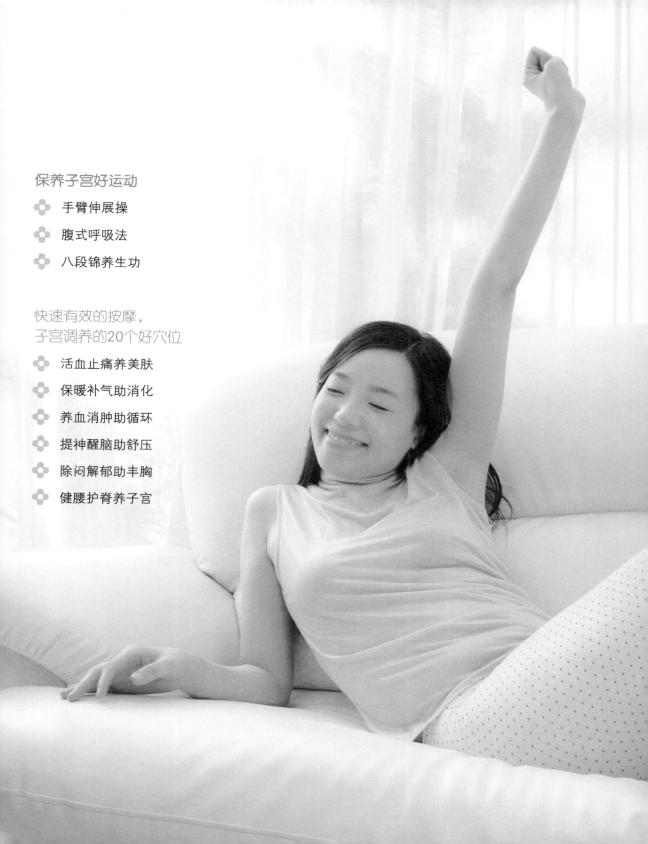

保养子宫好运动

❖ 手臂伸展操

❖ 腹式呼吸法

❖ 八段锦养生功

快速有效的按摩，
子宫调养的20个好穴位

❖ 活血止痛养美肤

❖ 保暖补气助消化

❖ 养血消肿助循环

❖ 提神醒脑助舒压

❖ 除闷解郁助丰胸

❖ 健腰护脊养子宫

# 手臂伸展操

伸展操的好处，是借由肌肉的伸展与呼吸的调节，来触发身体进行循环运动，达到强身健体的目的。子宫是女性健康的守门员，如果能定期做一些对子宫滋养有帮助的伸展动作，可以很好地呵护身心健康。

◆功效：能增加腹部的呼吸，借由呼吸带动子宫内膜的运动，让身体放松。

◆适合对象：老少皆宜，孕妇做这个动作时视自身状况轻柔操作即可。

◆注意事项：避开女性生理期。

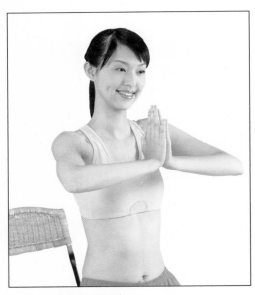

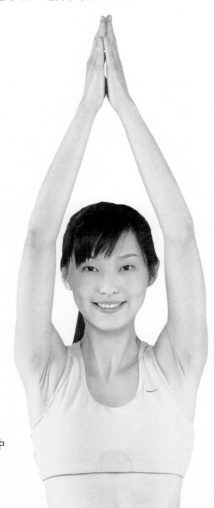

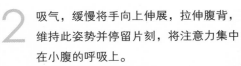

1 双手合十在胸前。

2 吸气，缓慢将手向上伸展，拉伸腹背，维持此姿势并停留片刻，将注意力集中在小腹的呼吸上。

## 保养子宫好运动 ②

# 腹式呼吸法

又名丹田呼吸法，有助提升肺活量，借由深呼吸让肺气流通，也能调理肾功能。若能经常做腹式呼吸，可增强肾的功能，延缓老化。

◆ 功效：肌肉获得充足氧气，消耗腹部多余脂肪，肺活量增大，软化血管，增进身体器官活力。

◆ 适合对象：老少皆宜。

◆ 注意事项：避开女性生理期间。

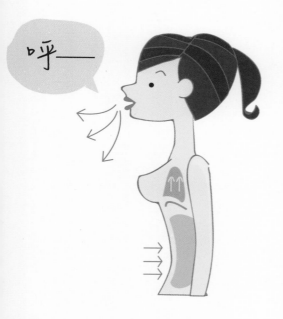

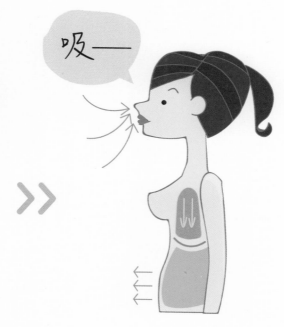

**1** 将气缓缓吐出，同时压缩腹部尽量往内缩。呼气宜缓慢、长并不要中断。熟练之后，吸气、止气及呼气的时间，应该不断延长。

**2** 吸气时将腹部鼓起，尽量向外凸出，此时肺部与腹部会充满空气，紧接着要用尽力气持续吸气，然后屏住呼吸几秒钟。

## 保养子宫好运动 ③

# 八段锦养生功

　　由八段招式集结而成，运动方向涵括了"前、后、左、右、上、下"等方位，能舒展全身，让精神饱满，适合忙碌的现代人养生。八段锦每一招式都结合"八卦"中的八个自然元素，动作柔和，类似现代医学的养生体操，能全面舒展筋骨，活化身体细胞，清除压力、忧郁和烦躁。

◆功效：具行气活血、协调五脏六腑的功能，现代研究证实，八段锦能改善体液调节功能和加强血液循环，能对内脏器官进行柔和按摩，滋养子宫。

◆适合对象：老少皆宜。

◆注意事项：避开女性生理期。

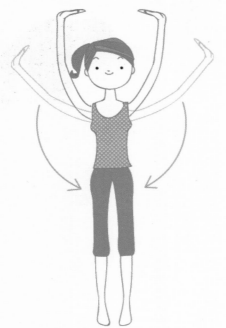

第一段锦：双手托天理三焦
双手上提、平举、托天，伸展脊柱，改善驼背、弯腰，促进新陈代谢。

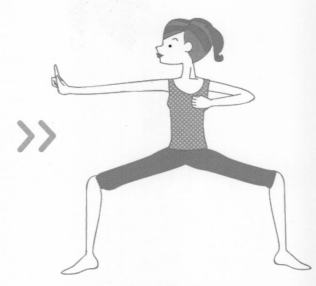

第二段锦：左右开弓似射雕
蹲马步、手拉弓扩胸，锻炼肩、背、腰、脚，强化心肺。

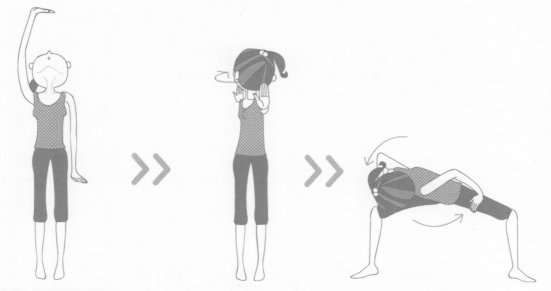

第三段锦：调理脾胃须单举
单举手臂，侧边伸展，活络肝胆
经络及增进消化系统功能。

第四段锦：五劳七伤往后瞧
双手提、放及转体，活络脊柱及
附近肌肉群。

第五段锦：摇头摆尾祛心火
弓箭步，转动骨盆腔，刺激手脚
经络及副交感神经，改善心悸及
肠胃功能。

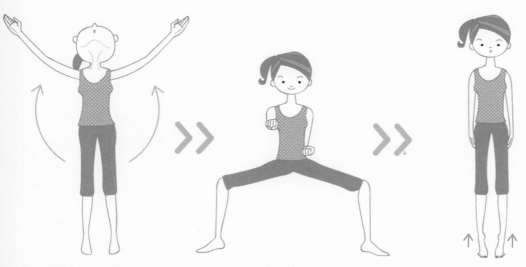

第六段锦：双手攀足固肾腰
身体伸展、后仰、弯腰，活络经
络，锻炼腰背和强化肾脏功能。

第七段锦：攒拳怒目增气力
蹲马步、出拳、睁大眼睛，疏通
全身经络，解肝郁及疏通淤积气
血。

第八段锦：背后七颠百病消
踮脚、憋气缩肛、下蹲，刺激足
跟与经络，强化颈椎到脊椎。

# 快速有效的按摩，
# 子宫调养的20个好穴位

子宫调养好穴位 **1**

## 活血止痛养美肤

◆ **按摩功效**：适用于经期、经前及经后的腹部经痛。平时按摩，除了有助活血祛淤、调养子宫健康、预防子宫病变，更有助于皮肤的新陈代谢。

## ❀ 合谷穴

**➔ 穴位在哪里？**

位于手背上，第一、二手骨部下方部分。第一、二掌骨连结处，前方凹陷处即是。第一、二掌骨有如两座山脉，两山交会之处中间形成山谷，所以称为"合谷"，左右手各一个。

**➔ 主治**

当月经来时疼痛或出现月经不规则，连续3个月未来，按压合谷穴可以帮助舒缓疼痛，改善月经不调及失眠现象。

| 穴性 | 合谷穴为十总穴之一，只要属于颜面及五官的症状，皆能治疗，并能提神醒脑，按压亦可减轻感冒症状，还能增强身体的免疫力，又有"长寿穴"之称。 |

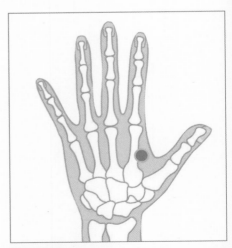

**按摩手法** 先取得左手上的合谷穴后，以右手拇指在左手穴位上加压，一紧一松地加压，需有局部酸胀感。按完左手后再按右手。每2秒钟按压1次，即刻松开，再行按压，每分钟可按压30次。

# 血海穴

## ➡ 穴位在哪里？

在膝关节内上方。坐在椅子上，将膝盖弯曲，膝盖内侧90°的地方会出现凹陷之处，上方有一块隆起的肌肉，也就是膝盖骨内侧的上角约三指宽筋肉的沟，一按就感觉到痛的地方，即为穴位。

## ➡ 主治

血海是活血及化淤的主要穴位，与血有关的病证皆可以调理，按压穴位可缓解每次来月事的痛经程度、产后妇女容易出现的各种酸痛症状，还具美化女性皮肤、改善脸上斑点的作用。

| 穴性 | 调血清血，诸如荨麻疹、湿疹、瘙痒、慢性腹膜炎、贫血或子宫出血症状等，临床上皆有运用。 |
| --- | --- |

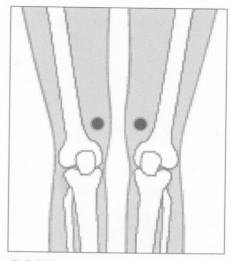

**按摩手法** 用大拇指按压，要用感觉到痛的力量，每2秒钟按压1次，即刻松开，再行按压。每分钟可按压30次，可反复按压5分钟。

# 命门穴

## ➡ 穴位在哪里？

位于与肚脐相对应的脊椎骨第14椎下，即第二腰椎突棘下方。

## ➡ 主治

本穴属于奇经八脉之一的督脉，是我们人体重要的采气穴之一，经痛剧烈所引起的腰部酸痛，按摩命门会有舒缓效果，对卵巢囊肿、子宫肌瘤、子宫内膜炎等泌尿生殖系统疾病也有效果。

| 穴性 | 命门穴为五脏六腑之本，十二经脉之根，呼吸之原，三焦之基，犹如生命之门户，能治脊椎疾病，对肾气不足、精力衰退有固肾藏精之效，为人体重要的采气穴，具补肾阳、防衰老的作用。能改善剧烈呕吐、无法进食等症，对于小儿遗尿、减轻疲劳亦有疗效。 |
| --- | --- |

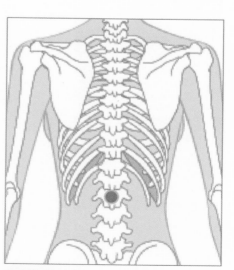

**按摩手法** 两只手心要先对搓发热，紧贴着后背第二腰椎两旁3～4寸（1寸=3.3厘米）的部位，用力上下摩擦。每做50下后，再将两手心搓热继续摩擦，共计200下。

## 子宫调养好穴位 ②

# 保暖补气助消化

◆ 按摩功效：生理期间的腹胀、腹泻情形可以借由按压此穴位得到舒缓，平日按摩则可滋养全身、暖化子宫，如果有便秘问题，可以帮助肠子蠕动。

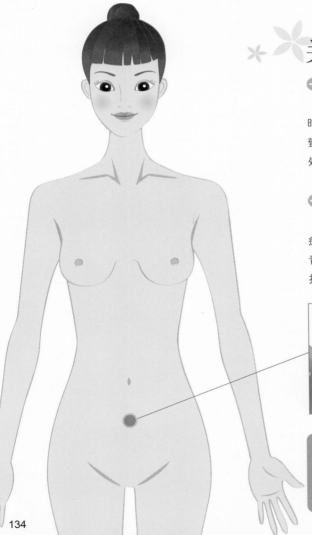

## ✳ 关元穴

**⊙ 穴位在哪里？**

位于肚脐下方3寸（1寸=3.3厘米）之处。取穴时，可采用仰卧的姿势。关元穴位于下腹部，从肚脐到耻骨上方画一线，将此线五等分，从肚脐往下3/5处，即是此穴。

**⊙ 主治**

治疗腹泻、腹胀、水肿、月经不通、白带不适症，还可调节内分泌及子宫、卵巢的机能，有助恢复青春活力，针对气血虚弱、体质虚寒的女性，能帮助提高受孕力。

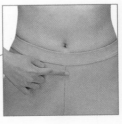

**按摩手法** 身体仰躺，食指、中指、无名指三只手指并拢，用指腹由浅至深按压，并作环形状，有压痛感觉。可按摩5分钟。

| 穴性 | 别名下丹田，为脾经、肾经、肝经与任脉的交会，人体精气藏于此，亦为元气之所在，为坚肾固本、补益元气的要穴，临床上多用于泌尿、生殖系统疾病的治疗，对于体弱、遗尿、腹泻及虚脱，皆有效果。 |
|---|---|

# 气海穴

## ➔ 穴位在哪里？

位在肚脐中心下方1.5寸（（1寸=3.3厘米）），约肚脐下两指宽的地方。取穴时，可采用仰卧的姿势。气海穴位于人体下腹部，直线连接肚脐与耻骨上方，将其分为十等分，从肚脐3/10的位置，即为此穴。

## ➔ 主治

气海有"元气之海"的意思，是指元气汇集的穴位。月经不调，子宫出血、经痛、调经、经期腹胀、神经衰弱都可以运用此穴进行治疗。亦可运用于男性生殖器官与内科疾病。

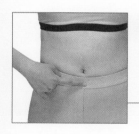

按摩手法 身体仰躺，食指、中指、无名指三只手指并拢，用指腹由浅至深按压，并作环形状，有压痛感觉。可按摩5分钟。

| 穴性 | 补气、壮阳、温中回阳、平喘。气海穴与关元穴是"精"聚集的穴位，对维持生殖系统功能很重要。气海又称为"丹田"，顾名思义，是人体真气生发之处，能调整人体的正气，古人誉"气海一穴暖全身"，即说明气海穴有滋养强身的作用。按摩此穴，有助肠胃蠕动、气血顺畅，并有强化肝脏及消化道的功能。 |
| --- | --- |

# 天枢穴

## ➡ 穴位在哪里？

位在肚脐两旁2寸（1寸=3.3厘米）之处，左右各一个。取穴时，可采用仰卧的姿势。天枢穴位于人体中腹部，肚脐向左右三指宽处。

## ➡ 主治

疏理脏腑、理气行滞、疏缓大肠腹胀的不适，助全身通畅、通便，帮助女性瘦身，驱除腹部脂肪。

| 穴性 | 天枢穴属胃经，又是大肠经的募穴，形同大肠经气于小腹扎营，因此此穴有助调理胃经，并能调节大肠功能，改善便秘，使排便顺畅，让女性远离痘痘及口臭。 |
|---|---|

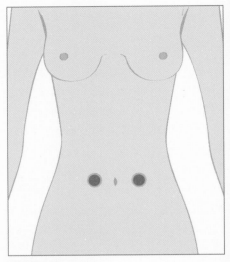

**按摩手法** 身体仰躺，食指、中指、无名指三只手指并拢，两只手同时按压，由浅至深，有酸胀感觉。按压约5分钟。

---

# 太溪穴

## ➡ 穴位在哪里？

位于脚踝内侧，内踝后方与脚跟骨筋腱之间的凹陷处，用手指按揉会有微微胀痛感。取穴时，可采用正坐，平放足底或仰卧的姿势。太溪穴位于足内侧，内踝后方与脚跟骨筋腱之间的凹陷处。

## ➡ 主治

是肾经经气最旺的穴位，有明显提高先天之气作用，能够治月经不调、头痛、眩晕、失眠、水肿、腹胀不适症，以及缓解经痛。

| 穴性 | 为肾的十全大补穴，按摩此穴，就能调补肾气、打通肾精，激发、调动身体的原动力，让血行活络，打好健康的根基。肾虚、肾结石引起的肾绞痛，痛风、尿酸过高或肾炎，按揉太溪穴能帮助排毒。 |
|---|---|

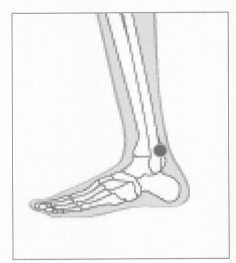

**按摩手法** 大拇指指腹直接按压在太溪穴上，其他四指顶住另一侧的脚踝上，大拇指以顺时针揉按，由轻到重，反复几次。可以按摩约5分钟。

# 子宫调养好穴位 ③

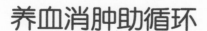

## 养血消肿助循环

◆ 按摩功效：有效治疗经期的下肢浮肿问题，平日按摩保养，还可以养血、利水、排湿，消化方面的问题也可以得到改善。

## ✽ 阴陵泉穴

➡ **穴位在哪里？**

位于膝关节下方的小腿上，从小腿前面的胫骨内侧缘向内上弯的骨内缘处。取该穴位的时候，患者应采用正坐或仰卧的取穴姿势。阴陵泉穴位于小腿内侧，膝下胫骨内侧凹陷中，与阳陵泉相对。

➡ **主治**

阴陵泉是利水的重要穴位，人体有湿气或水肿的情况时，都可以运用此穴来调理。若月经不调、痛经时，按揉此穴也能获得改善。

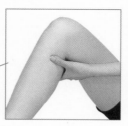

**按摩手法** 以中指指腹深入缘内，一紧一松地加压。每2秒钟按压1次，即刻松开，再行按压，每分钟可按压30次。约按5分钟。

| 穴性 | 脾经气血在此会合，具通利三焦、清化湿热之效，有调节膀胱张力的作用，腹胀、腹泻、水肿、黄疸或小便不顺，可刺激阴陵泉及阳陵泉两穴，有助疏通下肢经络，促进血液循环，改善小腿无力、疼痛等不适感。 |
|---|---|

# 足三里穴

## ➡ 穴位在哪里？

足三里穴位于外膝眼下四横指、胫骨边缘。找穴时左腿用右手、右腿用左手以食指第二关节沿胫骨上移，至有突出的斜面骨头阻挡为止，指尖处即为此穴。

## ➡ 主治

调理消化不良、腹胀、水肿及提振精神。与其他穴位合并治疗，有诱发排卵功效。对气血虚弱、体质虚寒者，有助提高受孕力。

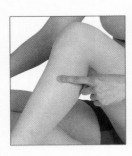

**按摩手法** 坐在椅子上，用左手大拇指按在右脚足三里穴上，其余四个手指握住胫骨。以拇指垂直下压，并揉转动。按完右脚后再按左脚，亦可两脚同时按摩。每2秒钟按1次，即每分钟30次，亦可两脚同时进行。约按5分钟。

| 穴性 | 足阳明胃经五腧穴之合穴，治疗胃肠疾病的重要穴位，只要是消化或运动方面的疾病，如胃痛、腹痛、呕吐、腹泻、牙痛、腰痛及腿痛，按压足三里穴，都具有疗效。 |
| --- | --- |

# 脾俞穴

### ➔ 穴位在哪里？

位于第十一腰椎两旁约1寸半（1寸=3.3厘米）之处，左右各一个。

### ➔ 主治

属于利尿要穴，按压此穴可排除水肿。不仅可以治疗腹胀、腹泻、呕吐、便血等脾胃肠病症，也可治疗背痛。

| 穴性 | 脾，脾脏也；俞，腧也。脾俞意指脾脏的湿热之气往外输运至膀胱经，将脾脏的精气输入背部之位，和脾脏直接相连，如果感觉整天提不起劲，稍微活动便觉疲劳，或头脑昏沉，就是脾气虚的症状。按压此穴有助养血健脾、提振中气，解除忧郁、颓靡。搭配按足三里穴，可治便秘。 |
|---|---|

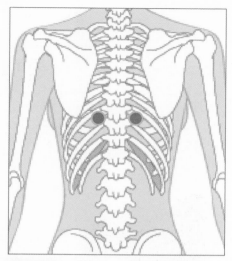

**按摩手法** 坐姿或卧躺，用双手大拇指点压，用力时，由浅向深层肌肉按压。约按5分钟。

---

# 三阴交穴

### ➔ 穴位在哪里？

位于脚踝内侧上方约10厘米位置，在胫骨内侧的骨边，是肝经、脾经、肾经三个主要经脉的交会处。

### ➔ 主治

几乎所有的妇科都可以配合三阴交穴按压，如月事不调、经痛、脐下痛、闭经、调经、经期水肿、白带异常等，同时，此穴对头痛、腰酸背痛或脾胃虚弱、消化不良皆有帮助。

| 穴性 | 补气、补血、生津止渴、滋阴、通脉穴。人体十二条主经络有三条在此穴交会，分别为脾肾肝三经的交会穴，因此三阴交主掌与精血有关生殖系统方面的疾病，对气血虚弱、体质虚寒者，能提升受孕力。 |
|---|---|

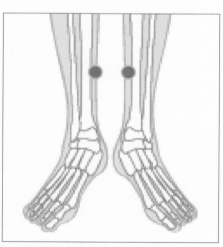

**按摩手法** 取得三阴交穴后，以大拇指按在穴位上，其余四指握住小腿。大拇指在穴位上一紧一松地加压，酸胀感沿着骨头边至内侧脚踝处。每2秒钟按压1次，放松后再行按压，每分钟可按压30次。

# 提神醒脑助舒压

◆ 按摩功效：可以治疗经期的头痛。平日勤加按摩，则可以保护眼睛，还能提神健脑、增强记忆力与注意力。

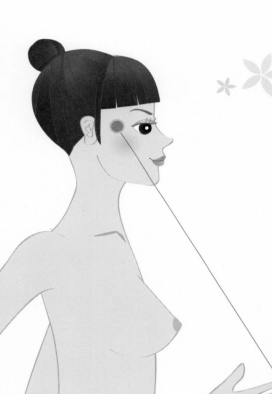

## 太阳穴

→ **穴位在哪里？**

位于眉毛端与眼睛尾端中央，触摸时有一骨头凹陷处，左右各一个。

→ **主治**

偏头痛、头痛、高血压头痛、经期头痛。每天按压，能加快局部血液循环与新陈代谢，达到健脑提神、明目护身、消除疲劳的作用。

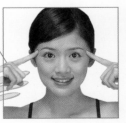

**按摩手法** 利用大拇指腹按照顺时针方向按揉，力道由轻到重。可按摩10次上下。

| 穴性 | 人体头部相当重要的穴位，经常按压对眼睛痛、牙痛有缓解效果，若夜晚容易失眠，亦可搭配按压风池穴等，帮助放松肌肉，快速入眠。 |

# 风池穴

## ➡ 穴位在哪里？

位于头部后方，靠发际凹陷处下方，左右各一个。

## ➡ 主治

头、眼、耳、目、口、鼻、脑疾，对偏头痛、高血压头痛、经期头痛有很好的疗效。

| 穴性 | 走胆经，能祛风解表、明目醒脑、通经活络及调和气血，按压风池可以快速消除疲劳，预防及缓解感冒，同时也是治疗眩晕的重要穴位，对高血压、眼疾、鼻塞、失眠、后头痛等都有一定的治疗效果。搭配合谷穴可治偏头痛，搭配百会穴、太冲穴、足三里穴等，有助治疗中风。 |
|---|---|

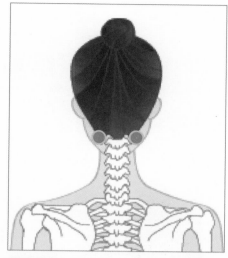

按摩手法 利用大拇指腹直接按压。每2秒钟按1次，即每分钟30次，力道由轻到重。可按摩2分钟，休息后再按。

# 百会穴

## ➡ 穴位在哪里？

位于头部正中线上，耳尖向上连线到头部正中央的交点。

## ➡ 主治

安神醒脑、开窍明目、提升阳气，能改善子宫下垂、痔疮、神经衰弱症状，对于头痛、鼻塞、耳鸣亦有疗效。

| 穴性 | 位于头顶的百会能接收上天之气，均匀阳气。百会通，三焦则通，三焦能量往上走，吻合中医"升清降浊"理论，地处阴阳转折点，若久病体弱者，阳气下降，百会穴能帮助提升阳气，增强记忆力与注意力。 |
|---|---|

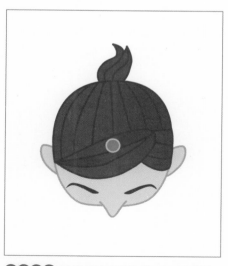

按摩手法 利用大拇指腹按压，每2秒钟按1次，松开后再按，每分钟按30次。可以按摩2分钟。

# 除闷解郁助丰胸

◆ 按摩功效：有效治疗经前的胸部胀痛。如果有胸闷症状，焦虑或烦躁的情绪，按摩乳中穴可以得到缓解，而每天按摩乳中穴更有丰胸的效果。

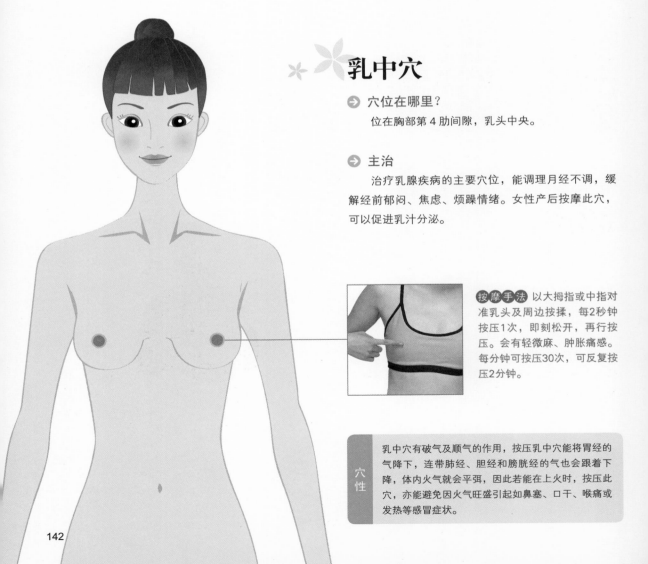

## 乳中穴

➔ **穴位在哪里？**

位在胸部第 4 肋间隙，乳头中央。

➔ **主治**

治疗乳腺疾病的主要穴位，能调理月经不调，缓解经前郁闷、焦虑、烦躁情绪。女性产后按摩此穴，可以促进乳汁分泌。

**按摩手法** 以大拇指或中指对准乳头及周边按揉，每2秒钟按压1次，即刻松开，再行按压。会有轻微麻、肿胀痛感。每分钟可按压30次，可反复按压2分钟。

| 穴性 | 乳中穴有破气及顺气的作用，按压乳中穴能将胃经的气降下，连带肺经、胆经和膀胱经的气也会跟着下降，体内火气就会平弭，因此若能在上火时，按压此穴，亦能避免因火气旺盛引起如鼻塞、口干、喉痛或发热等感冒症状。 |
| --- | --- |

# 乳根穴

## ➔ 穴位在哪里？

位在乳头下方，第五肋间隙，也就是内衣下缘托住胸部之处。

## ➔ 主治

乳根穴是乳房发育的根本，有助于雕塑乳房比例及治疗乳腺疾病，长期按摩可预防乳房下垂，让胸部更坚挺。

| 穴性 | 顾名思义，乳根穴是指乳房发育坚实之根本，只要此穴畅通，乳房就能发育良好。如果乳根穴不畅通，乳房发育就会受限，产后女性多按摩乳根穴，可以促进乳汁分泌。对胸闷、胸痛、止咳平喘也有很好的疗效。 |

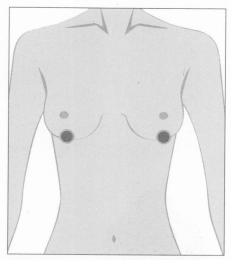

按摩手法 以大拇指按揉，每2秒钟按压1次，即刻松开，再行按压。会有轻微麻、肿胀痛感。每分钟可按压30次，可反复按压2分钟。

第五篇／女性这样做，气血通畅好健康

---

# 膻中穴

## ➔ 穴位在哪里？

位于两乳之间中心点。

## ➔ 主治

女性按摩此穴有防治乳腺炎的效果，并有助丰胸美容，产后少乳的女性可按压此穴帮助分泌乳汁。另外，此穴可安定心神，开胸除闷，降气平胃，对呼吸系统及神经衰弱亦有特殊效果。

| 穴性 | 人体任脉上的主要穴道之一，为身体保健的要穴，心脏不适出现呼吸困难、心跳加快、头晕目眩时，可按压此穴缓解症状，若心情烦闷、工作压力大，亦有助调理平顺气息。还具止咳作用。 |

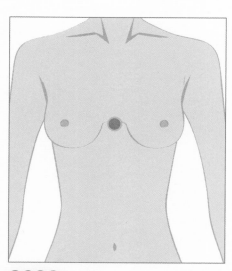

按摩手法 将大拇指或中指轻放在膻中穴进行点按，由慢到快进行按揉，每次按揉约1分钟，而后休息10秒钟，再进行下一次按揉。每分钟可按压30次，可反复按压2分钟。

143

# 健腰护脊养子宫

◆ 按摩功效：可以治疗女生经期时子宫快速收缩引起的腰酸症状，此外，平时按摩此穴也可以强健腰部，保护脊椎、腰腿，对于腹部脏腑的调理也有很好的作用。

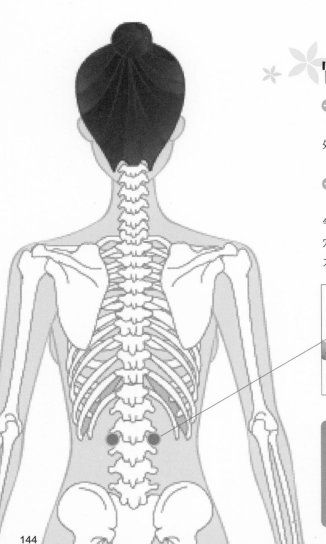

## 肾俞穴

### ➔ 穴位在哪里？

位于第二腰椎下方两旁约1寸半（1寸=3.3厘米）之处，左右各一个。

### ➔ 主治

配合关元、阴陵泉，能够消除积在体内的湿热水气，若有月经不调、白带异常、腰痛等症状，按压此穴也有效果。同时，肾俞穴有提振肾气、改善腰酸乏力的功效。

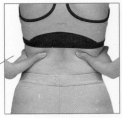

**按摩手法** 采用坐姿或站姿，双手叉腰，用大拇指指腹用力向下按压穴位。每分钟可按压30次，可反复按压5分钟。

| 穴性 | 肾俞穴是肾脏灌注于背部的重要穴位，和肾直接相连，所以刺激此穴，治疗效果非常明显。此穴可滋阴壮阳、补肾健腰，古书记载，按压肾俞穴能改善腹中寒冷、胀气、消化不良、食欲不振、水肿、小便不畅或失禁，以及腰腿膝痛等症。本穴与关元穴同为提高性能力的两大穴位。 |
| --- | --- |

# 环跳穴

## ➡ 穴位在哪里？

位在两侧臀部的正中点，身体要侧卧，小腿往后弯，用脚跟碰触臀部的地方就是环跳穴，左右各一个。

## ➡ 主治

坐骨神经毛病及腰腿伤。

| 穴性 | 主运化水湿，是位于胆经的穴位，为治疗腰腿疾病的重要穴位，对于运动系统疾病，如下肢麻痹、半身不遂、髋关节组织病症等都有疗效，其他如感冒、神经衰弱、湿疹亦具效果。 |

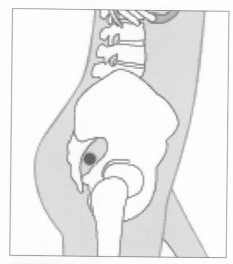

**按摩手法** 双手握拳，以指关节向下按压穴位，一紧一松地加压按揉，若肌肉较厚，需要用力加压。约按5分钟。

---

# 大肠俞穴

## ➡ 穴位在哪里？

位在第四腰椎下方两旁约1寸半（1寸=3.3厘米）之处，左右各一个。

## ➡ 主治

肠道不适症、腰腿伤及坐骨神经痛。

| 穴性 | 大肠为传导和输送糟粕的器官，与脾胃共同管理食物的消化、吸收、传导，大肠俞为大肠经气转运站，肠胃疾病皆可治疗，因此具疏理肠胃、理气化滞之效，对于便秘、痢疾及慢性肠炎皆具效果。此穴又位于后腰部，与膀胱、肾相表里，有补肾壮腰、通络止痛的作用。 |

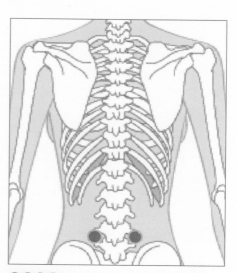

**按摩手法** 双手叉腰后，用大拇指指腹用力向下按压穴位。可反复按压5分钟。

附录

# 家蓓医师的诊疗室

越早保养身体，身体就越年轻、健康。然而，由于每个人天生的遗传与环境条件不同，所以健康基础也不一样。但若遇到了不舒服，甚至生病了，信赖医生的诊治是非常重要的。以下是我在诊间最常碰到的子宫疾病，希望女生们有一些了解，防患于未然，远离子宫疾病！

## 阴道分泌物的问题

### 症状

凡是女性都有阴道非血性分泌物，统称为白带，是从女性生殖器官各部位分泌出来的黏液及渗出物混合而成，其功能有：①维持阴道黏膜的滋润。②呈酸性，以增加阴道的抵抗力。③排卵时，受卵巢激素的影响，使得分泌量及黏稠度增加，有助精子通过。④有助于性交润滑之效。

因此，"白带"可称为女性一种自我保护的分泌物，对女性的身体非常重要。白带的量会依年龄、月经周期、身体状况而有所不同。

一般而言，正常的白带无色、无味、无臭，且不会沾湿内裤，但在接近排卵日的两三天，会出现比平常多2~3倍的白带量，此时，分泌物如果多到沾湿内裤，也算正常；在压力、生病或服用抗生素时，分泌物也会增加；更年期后分泌物会下降。

### 常见的病理性白带

当患有某种妇科病时，白带的量和性状就会发生变化，从白带的不同变化可初步判断患有哪种疾病以及病变的性质属良性还是恶性。常见的病理性白带为：

1. **蛋清样或白色水样白带**：当白带量很多时，常表示可能为子宫颈糜烂、卵巢功能失调。有时口服避孕药等激素类药物后，也会出现这类情况。此外，凡能使骨盆腔及子宫充血的情况，如子宫后倾、盆腔肿瘤，以及某些全身性疾病如心力衰竭、肺结核、贫血、糖尿病，或是身体虚弱的妇女也会出现白带增多现象。

2. **乳白色豆腐渣样白带**：这种白带量不一定很多，呈白色厚糊状或凝乳状，是患霉菌性阴道炎所特有的一种白带。常伴有严重的外阴瘙痒或灼痛感。多见于孕妇、糖尿病或长期使用抗菌素的患者，因为此时易诱发霉菌感染。某些有手足癣的患者也会发病。

3. **黄色或黄绿色稀薄脓性白带**：这种白带大多为化脓性细菌感染引起，伴有臭味及外阴瘙痒。常见于滴虫性阴道炎、老年性阴道炎、阴道异物感染、慢性宫颈炎、子宫内膜及子宫腔积脓患者。

4. **血性白带**：一般常见的原因为重度子宫颈糜烂、子宫颈息肉、老年性阴道炎及恶性子宫肿瘤（如子宫颈癌、子宫内膜癌等）。

5. **血水样白带**：亦称洗肉水样白带，有恶臭味，量很多。往往是由病变组织的坏死或变性所致，常发生于子宫黏膜下肌瘤脱出阴道合并感染者，或晚期子宫颈癌、子宫内膜癌、宫颈积脓者。少数亦可由输卵管癌所引起。

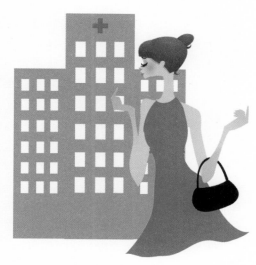

## ❀ ❀ 家蓓医师的建议与叮咛 ❀ ❀

西医对于阴道分泌物增多时，会先确定致病原因，如霉菌、细菌或滴虫感染，再给予正确的用药，一般会以口服药或用阴道栓剂予以治疗。除药物治疗外，建议饮食方面也要配合，包括每天要喝足够的水，约2000毫升；少吃生冷的冰品、凉拌食物；尽量避免刺激性食物，如麻辣火锅、咖哩餐、酒。

中医对于白带的描述，称为带下病，跟月经一样，也依色、质、量来分类。一般来说，若是带下的量明显增多，色、质、气味发生异常，或伴全身、局部症状者，就称为"带下病"，又称"下白物"或"流秽物"。

一旦感染后，若不彻底治愈，容易反复发作，所以不论就诊西医或是中医，都应该耐心治疗至痊愈，切记不可以"症状"消失即自行停止治疗，这样很容易造成持续感染，严重者甚至会造成生殖器官（如子宫、输卵管）的粘黏现象，进而造成不孕。

个人生活及卫生习惯也要多加留意，包括不要过度清洗阴道，以免改变阴道正常的酸性环境，穿透气棉质内裤，生理期间勤换卫生用品，平时少用卫生护垫，睡眠充足，坐一段时间要记得起身走走，促进骨盆腔血液循环。

## 子宫内膜异位的问题

### 子宫内膜异位的症状

经痛是子宫内膜异位最常见的症状，但不是所有的子宫内膜异位都会发生痛经，也不是痛经的程度愈痛，就表示子宫内膜异位的病症愈严重，因为子宫内膜异位症发生的位置不同，所出现的症状也会有所不同。

例如子宫内膜异位组织跑到直肠肛门时，月经来会有腹痛、拉肚子、腹胀、大便出血症状，类似腹泻感觉；跑到阴道会阴时，可能会有性交疼痛的状况；跑到子宫或卵巢时，子宫会逐年增大、卵巢会出现囊肿，并经常伴有贫血现象；跑到肌肉层时，会引起子宫腺肌瘤，痛经程度常很严重，有时候连止痛药都压制不了；若跑到输卵管时，则会造成输卵管粘连阻塞，易导致不孕。

异位的子宫内膜

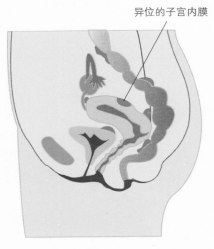

子宫内膜异位最常发生的地方

### 子宫内膜异位的发生原因

女人的子宫内部有一层很像衣服衬里的细胞组织，称为"内膜"，它是很有弹性的组织，会随着卵巢分泌的激素变化而增厚，又随着经血的排出而恢复原状。

当精子与卵子结合成为受精卵时，这层内膜就会持续增厚，变成一张很温暖、很安全的床，哺育着胚胎日渐长大；如果卵子没有受精，等不到受精卵的内膜就会崩塌出血，这就是让女人每个月都会感觉到焦虑的月经时刻。

子宫内膜异位发生的原因，早期的论断是月经期脱落的子宫内膜碎片，随经血逆流经输卵管进入腹腔，不断生长、壮大所致，或者身体免疫力不足等，子宫内膜异位的原因复杂多样，因人而异，并无确切的病因。

可是子宫内膜组织细胞很活络，纵使已经从子宫脱落，组织和血液仍会在非子宫的内膜地方生长。

内膜四处异位，没有固定的地方，在临床中，常会发现输卵管、卵巢都有内膜存在！子宫内膜异位就好像体内有一颗不定时炸弹，所引发的问题常让女人头痛不已！

## ❖ ❖ 家蓓医师的建议与叮咛 ❖ ❖

子宫内膜异位是西医的病名，西医一般会利用避孕药、黄体素等激素药物治疗，调节抑制子宫内膜生长，但药物会有副作用，停药一年之内较适合怀孕。或者采用手术切除内膜组织，但复发率高。

中医治疗依其症状可归属"症瘕积聚"范围，所以中医治疗子宫内膜异位有以下方向：

月经是气血形成的，气顺，血液流动会很和顺；气行，血液运行会畅通无阻，如果气血淤滞，运行不顺畅，就会发生月经疼痛、月经不调，甚至发生不孕症，所以中医治疗子宫内膜异位症状，多会从调理气血着手。

如果和血淤有关，治疗多以活血祛淤药为主，会再搭配行气药，强化活血止痛功效，还会根据不同证型，给予行气，或祛淤，或温经，或散寒，或清热，或泻实的药物。

不过以药引治标之际，还是要从先天之本的肾及后天之本的脾着手，让气血流通，经血畅行为首要条件。

目前治疗子宫内膜异位的药方，依功用可分为以下类别：

1. **血淤型**：以活血化淤为主，方剂有桂枝茯苓丸、大黄蟅虫丸，用药以桃仁、红花、桂枝、赤芍、丹皮为主。
2. **气滞型**：以行气为主，方剂有加味逍遥散，用药以川楝子、香附为主。
3. **痰湿型**：以化痰散结为主，方剂有二陈汤、苍附导痰丸，用药以半夏、茯苓、浙贝母、枳实、陈皮、苍术为主。
4. **气虚型**：以补气益肾、扶正祛邪为主，方剂有人参养荣汤，用药以高丽参、党参、黄芪、白术、牛膝、桑寄生为主。
5. **脾肾不足型**：以补益脾肾为主，方剂有香砂六君子、右归丸，用药以高丽参、山药为主。饮食调理部分，平日应避免饮含咖啡因、酒精饮料；少食红肉、油炸食品及面包、饼干、蛋糕类的淀粉食物；应多吃富含欧米伽-3脂肪酸的食物，如鲑鱼、鲭鱼、秋刀鱼、亚麻仁油。

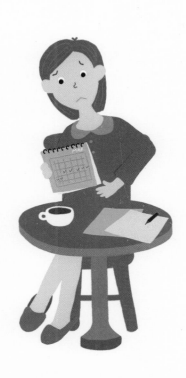

# 子宫肌瘤的问题

## 子宫肌瘤的症状

　　子宫肌瘤是在骨盆腔中最常见的肿瘤，也是妇产科领域中最常见的良性肿瘤。在生育年龄的女性中，其发生率约为20%，而年纪愈大的女性，其比例愈高，在更年期前后，其发生率占40%~50%。但是很幸运的是，这些长在子宫上的肌瘤大多是良性的，恶性的比例不到1%。

　　临床上35%~50%的子宫肌瘤患者会出现以下症状：

1. 不正常的子宫出血：这是子宫肌瘤最重要的临床表现，多数患者以月经延迟及月经量增加为主要症状，但亦可能出现月经前点状出血。

2. 疼痛：一般的子宫肌瘤并不会有腹痛，但疼痛可能在以下情况出现：因血液循环不良或感染造成子宫肌瘤的变性；有蒂的子宫肌瘤根部发生扭转时；当子宫肌瘤由子宫口突出时，子宫因排出收缩而疼痛；若子宫肌瘤压迫神经有可能引起背痛并反射至下肢；子宫肌瘤若产生粘连亦会因牵扯而产生疼痛。

3. 压迫感：子宫前临膀胱，故当子宫肌瘤压迫周围组织时，可能引起尿频、小便滞留、小便失禁及输尿管水肿等症状，此外也有可能造成便秘、胀气、下肢水肿和静脉曲张等现象。

4. 不孕：子宫肌瘤可能影响精子的运输、不正常的输卵管移动及不正常的子宫血流而引起不孕。

5. 自然流产：子宫肌瘤的患者发生自然流产率为正常妇女的2~3倍，而且其自然流产的几率于子宫肌瘤摘除前为40%，摘除后则为20%。

## 子宫肌瘤的发生原因

　　子宫肌瘤可依成长的位置，分成三大类：

1. 浆膜下肌瘤：由子宫往腹腔内生长，通常临床症状较不明显，可能要长到相当大才有症状出现。

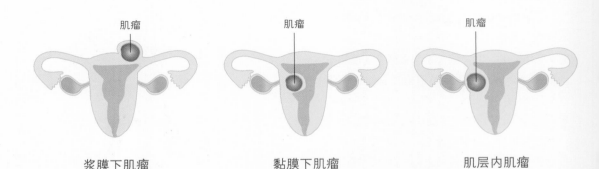

浆膜下肌瘤　　　　黏膜下肌瘤　　　　肌层内肌瘤

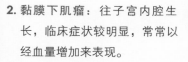

2. 黏膜下肌瘤：往子宫内腔生
　　长，临床症状较明显，常常以
　　经血量增加来表现。

3. 肌层内肌瘤：位于子宫肌层
　　内，是最常见的肌瘤形态。

　　子宫肌瘤发生的原因并不十分
清楚，西医认为可能是受到雌激素
长期且大量持续的刺激有关，
致使子宫平滑肌细胞或结缔组
织细胞异常增殖。不过子宫肌瘤是一种良性肿
瘤，不会造成致命性危险。进入更年期之后，
因为雌激素逐渐衰退，肌瘤会日渐缩小。

　　中医将子宫肌瘤归在"症瘕积聚"范畴，
是指女人子宫有硬块，会伴随疼痛、腹胀、
出血现象，由于中医并没有再细分硬块的症
状，所以没有子宫肌瘤一词，而是将"症瘕"
和"积聚"两词一并讨论，症和积是指有形、
固定不移的硬块，而且疼痛感不会跑来跑去。
但是瘕和聚就不同了，形状会变化，有时成硬
块，有时又不同，而且疼痛感会游移。

　　这类病和经期、生产、产后受到风冷寒邪
入侵子宫有关，一旦子宫有湿邪、热邪、湿热
等外邪进入体内，气血运行会受到阻碍，形成
气滞血淤，倘若情绪又受到干扰，常会有郁怒
气滞情形，再和体内本身的湿气结合，日积月
累，硬块就在体内形成了。

### ❀ ❀ 家蓓医师的建议与叮咛 ❀ ❀

　　中医辨证会根据子宫肌瘤的发病时间、硬
块特性治疗，发病初期硬块较小，多为邪气引
起，到了中期硬块增大，质地较硬，会出现月
经异常现象，后期肿块坚硬，会压迫组织，全
身会很虚弱。

　　目前治疗子宫肌瘤的药方和子宫内膜异位
类似，会依症型及功用区分。（与子宫内膜异
位的药方相同）

　　西医在治疗子宫肌瘤时，会先判断若无
经血量过多、下腹疼痛或是压迫膀胱与直肠症
状，一般会采用激素治疗，即使长大到7～8
厘米，也不一定得做手术治疗。不过若有异常
出血严重、下腹部剧烈疼痛、尿频严重、子宫
肌瘤快速增大、压迫到其他部位影响正常功能
时，就应考虑用手术切除。

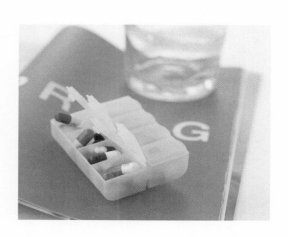

# 子宫颈癌的问题

## 子宫颈癌的症状

　　子宫颈癌早期几乎没有症状，偶尔会出现不正常出血，如不定期出血、性交后出血、停经后出血，或是经血过量、有异味及下腹部剧烈疼痛，这些都有可能是子宫颈癌的警示信号，一旦出现任一种症状，就必须要立即就医检查，以免耽误黄金治疗时间。

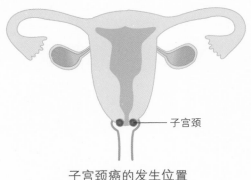

子宫颈癌的发生位置

子宫颈

## 子宫颈癌发生的原因

　　子宫颈癌有可能发生在任何年龄，虽然高峰期是在35～55岁之间，但子宫颈癌前期细胞的变化会往前推5～15岁，也就是说在20岁左右时，就已经感染到人类乳突病毒，一直潜伏在体内，等到各种条件成熟时才会开始作乱。

　　所以许多妈妈都会对女儿的子宫颈健康多一分担忧。

　　几乎所有的子宫颈癌都是由人类乳突病毒（HPV）引发，这是种很常见的病毒，目前已经证实，人类乳突病毒主要是经由性接触传染，有性经验的女人感染率很高，研究显示女人终其一生有50%～70%感染几率。

## ❀ ❀ 家蓓医师的建议与叮咛 ❀ ❀

　　确定罹患子宫颈癌时，中医治疗采取的是辨证治疗，早期症状多半是肝肾阴虚证型，但在疾病发展过程中，证型会有所转变，这时候就需根据不同证型予以治疗。

1. **肝肾阴虚者：**会有头晕目眩、耳鸣、腰酸、心烦、易怒、失眠、口干舌燥、白带异常、阴道流血症状，治疗原则以滋养肝肾为主。
2. **肝郁气滞者：**会有胸胁胀满、情绪郁闷、腹部胀满、口苦咽干、白带异常、阴道流血块症状，治疗以疏肝理气为主。
3. **湿热淤毒者：**会有疲倦、下腹胀痛、味臭的白带症状，治疗原则以清热利湿、化淤解毒为主。
4. **脾肾阴虚者：**会有全身无力、膝软冷痛、白带异常、阴道流血症状，治疗原则以温补脾肾为主。

　　西医对子宫颈癌的治疗有很多种，主要目的是根除癌细胞，治疗的方法有手术、放射疗法及化学疗法。

早期的子宫颈癌，建议以手术开刀摘除，但需视患者身体状况而定。早期或晚期患者，可利用激光、钴60等放射线治疗。若癌细胞已经转移，需使用化学疗法，可使癌细胞萎缩消失。

既然女性感染人类乳突病毒的机会为50%以上，无论是中医或西医治疗，最好的做法都是及早预防。根据研究，在尚未癌化以前的子宫颈癌，治愈力很高，几乎可以痊愈，所以不论有无性经验的女人都应该及早预防。

# 预防子宫颈癌疫苗（HPV疫苗）

　　自从中国台湾推行子宫颈癌疫苗注射政策以来，甚至接种疫苗的年龄已经下降到9岁，在诊间，就常会有妈妈问到："该不该带女儿去打子宫颈疫苗？""有没有副作用？"通常我会请她们做完整评估，再做决定。

　　注射疫苗前必须先有正确认识，疫苗只能预防未来的感染，并不能治疗已经发生的感染，若已有性经验的女性，仍应配合定期子宫颈抹片检查，才能提早发现病变，及时治疗。

## ■ 两种子宫颈癌疫苗比较

| | 四价子宫颈癌疫苗 | 二价子宫颈癌疫苗 |
| --- | --- | --- |
| 涵盖HPV病毒型别 | 6、11、16、18 | 16、18 |
| 可预防疾病 | 子宫颈癌、子宫颈原位腺癌及癌前病变；阴道癌前病变；外阴癌前病变；生殖器疣（菜花） | 子宫颈癌及癌前病变 |

# 卵巢肿瘤的问题

## 卵巢肿瘤的症状

早期卵巢癌并不容易被发现，这和卵巢位于骨盆腔深处有关，如果不是大到已经可以从腹部触摸到，通常很少有人会察觉到。

当肿瘤逐渐变大时，常会感觉到下腹胀痛、恶心呕吐、食欲不佳，体重会急速下降，甚至会被误为是消化道疾病。

直到肿瘤大到压迫直肠或膀胱时，会造成排便习惯改变、尿频、月经异常情形。只要发现身体有异样，就需立即至医院检查，因为大于5厘米的卵巢肿瘤可经由内诊发现，若是从外观看起来腹部有隆起变大时，通常已经超过8厘米以上，还会合并水肿发生。急性腹痛较为少见，除非是发生破裂。

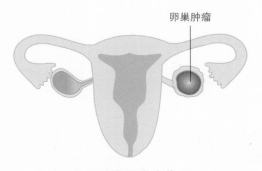

卵巢肿瘤

卵巢肿瘤的发生位置

## 卵巢肿瘤发生的原因

卵巢癌占中国台湾女性癌症的第二位，仅次于子宫颈癌，死亡率却是女性癌症中最高的，常令女性闻之色变。卵巢癌常被称为"沉默的杀手"，是因为早期的卵巢癌不易被发现，等到发现时，已经扩散到其他部位。

根据医学研究，未曾怀孕、不孕、生育子女数少的女性，罹患卵巢癌的几率较高，因为不断排卵，致使体内激素长期维持高浓度。而卵巢上皮细胞由于不间断接受慢性刺激，无形中提高发生卵巢癌的风险。

若是家族病史中有至亲曾罹患卵巢癌、乳腺癌、子宫内膜癌、大肠癌、直肠癌，在家族中的其他女人患癌症的几率也会增加。

另外，喜欢吃高热量、高油脂的肥胖女人，以及年龄超过50岁、正值更年期的女人，罹患卵巢癌的几率也会提高，需要特别注意。

## ❀ ❀ 家蓓医师的建议与叮咛 ❀ ❀

一般中医治疗是针对西医治疗下所产生的副作用，依照辨证论治方式予以调理，并不会针对肿瘤做积极性的治疗。

在医学发达的今天，目前对于卵巢癌仍没有很好的方法可以早期发现，所以如果是上述提到罹患的高危人群，建议应该多加留意，才能借由内诊或超声波来帮助发现病变。

西医治疗卵巢癌的方式，包括手术、化学治疗与放射治疗，早期以手术治疗为主，会根据病况加上预防性的化学治疗，若癌细胞已转移至其他组织、器官时，需要进行卵巢、输卵管及子宫切除手术，并施予化学治疗与放射治疗。

罹患卵巢癌后的饮食调理，要注意少量多餐，进餐中或进餐完后，尽量避免在一小时内饮用水、果汁，可以降低饱胀感；不要吃太甜、油炸或油腻的食物，食物温度要适中，不要太冷或太热；要有充裕的进食时间，不要太赶，才能充分消化。

进行化疗前不要吃太多东西，治疗后要食用富有营养的高蛋白食物，增强体力；治疗时，有腹泻情况时，应摄取去筋、去皮、过滤的蔬菜及果汁等低渣食品，还要少吃奶制品及易腹泻的食物。平日应尽量让心情保持平静，需充分休息，但仍要维持规律的生活作息，不可太操劳，可学习简单养生操。

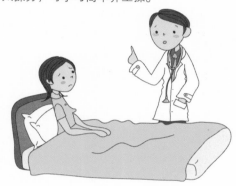

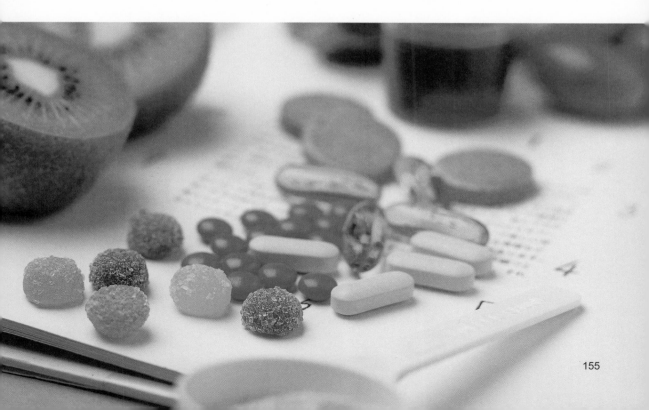

# 不孕症的问题

## 不孕症的症状

不孕症的定义，是在有正常性生活的情况下，而且没有作任何的避孕措施，到了1年以上仍然没有怀孕。

为什么要以1年定义？3000多年前的《周易》定的年限是3年，"妇三岁不孕"。近年来，才将不孕症的年限改为1年，可见要更改不孕的观念真是不容易，竟然花了3000年之久。

## 不孕症发生的原因

不孕症分为原发性不孕症及次发性不孕症两大类，前者是从来不曾怀孕过，后者是曾经怀孕过，后来因为某些原因无法再怀孕。不孕症的原因有很多，在传统观念中多半归罪于女人的问题，但现在已经发现男人因素也占了30%，另外还有10%左右是原因不明。

男人不育主要原因为无精症、精子不足、精子活动力不够。健康男人每次射精所排出的精子总数每毫升约有1亿个才算正常，如果数量少于6000万个，就会降低受孕机会。出现精子数量不足的原因，可分为睾丸发育不全的先天因素及后天的工作环境、不良生活习惯所引起，如在高温环境工作、饮酒过量都有关联。

女性不孕症主要原因为排卵障碍引起，例如卵巢功能失调，无法排卵，或输卵管不通、子宫颈炎和阴道炎。

不孕原因众多，从卵巢到子宫功能，所有

的环节都是关键，当然以现代人而言，肾虚体质和肝气不疏两种为最多的证型。肾虚体质的女性多数有月经前腰酸疼痛，甚至是月经来潮时全身酸痛，容易出现烦躁、头晕、疲惫、白带多、经痛、月经量不规则等症状；肝气不疏则是因为生活压力大所造成的情绪失调、气血循环差，前面提到的"女子以肝为先天"就是这样的问题。

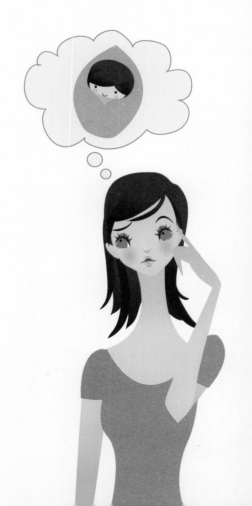

但也有少数不孕男人或女人的体质属于湿热或燥热体质，表现在外则以口干舌燥、便秘、口苦、烦躁易怒、身材壮硕、怕热多汗的症状为主。

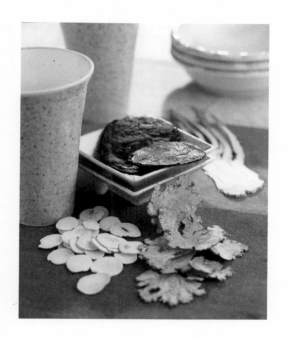

## ❀ ❀ 家蓓医师的建议与叮咛 ❀ ❀

若是肾气不足引起的宫冷不孕，可用温补方式暖和子宫，如当归羊肉汤、鹿茸炖公鸡、核桃煲猪腰、鸡子糯米酒、黄芪牛肉汤等，具有温肾、壮阳、暖子宫效果，温补同时要忌食寒凉、生冷食物，如冷饮、香蕉、雪梨、凉粉等食物。

中医疗法还会依据体质辨证，以药物或针灸治疗因肾气不足的不孕症，中药基本处方有熟地、杜仲、枸杞、菟丝子、山茱萸、当归、山药、茯苓、仙灵脾、鹿茸、紫河车等。

若是男人不育症，传统的中药有菟丝大补丸，再搭配五子衍宗丸、补中益气汤、金锁固精丸、桂枝龙骨牡蛎汤。单方的中草药有淫羊藿、枸杞子、巴戟天、菟丝子、黄精、高丽参、蛤士蟆等。

若是女人不育症，传统的中药有调经种子丸，再搭配当归芍药散、桂枝茯苓丸、益母丸、温经汤。

不孕症是个复杂的症状，需要双方的配合，包括家人的体谅与支持，这都是不孕症治疗需配合的因素，许多家庭为了小孩，费尽心力与金钱，这是非不孕症患者难以体会的，许多不孕症妇女对于生产或是怀孕都非常敏感，一些不经意的话语，都会让她们伤心不已。家人的支持是治疗的最大力量。而医疗人员只能尽医疗方面的力量，而精神方面，还是要靠家庭与另一半的鼓励。

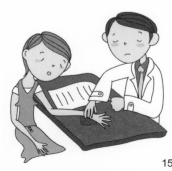

图书在版编目（CIP）数据

女生这样做，吃不胖、晒不黑、人不老/张家蓓著.
— 上海: 上海科学普及出版社，2012.8（2012.11重印）
ISBN 978-7-5427-5451-6

Ⅰ.①女… Ⅱ.①张 Ⅲ.①子宫-保健 Ⅳ.
①R711.74

中国版本图书馆CIP数据核字（2012）第161318号

本书版权登记号：图字：09-2012-510号

策　　划　周　兵
责任编辑　林晓峰

版權所有© 張家蓓
本書版權經由三采文化出版事業有限公司授權
光明書架（北京）圖書有限公司簡體中文版權
委任安伯文化事業有限公司代理授權
非經書面同意，不得以任何形式任意重制、轉載。

女生这样做，吃不胖、晒不黑、人不老
张家蓓　著
上海科学普及出版社出版发行
（上海中山北路832号　　邮政编码200070）
http://www.pspsh.com

| 各地新华书店经销 | 北京缤索印刷有限公司印刷 |
| --- | --- |
| 开本　787×1092　1/16　印张　10　字数　100000 | |
| 2012年8月第1版　2012年11月第3次印刷 | |
| ISBN 978-7-5427-5451-6　　定价：32.00元 | |

# ※基础体温记录表※

将这一页复印下来，记录你每个月的体温变化，可以帮助你更了解自己的身体喔！

年＿＿＿　月＿＿＿

月
日
月经周期
OV

| ℃ | OV |
|---|---|
| 37 | 37 |
| 0.3 | 36 |
| | 35 |
| 0.2 | 34 |
| | 33 |
| 0.1 | 32 |
| 37 | 31 |
| | 30 |
| 0.9 | 29 |
| | 28 |
| 0.8 | 27 |
| | 26 |
| 0.7 | 25 |
| | 24 |
| 0.6 | 23 |
| | 22 |
| 0.5 | 21 |
| | 20 |
| 0.4 | 19 |
| | 18 |
| 0.3 | 17 |
| | 16 |
| 0.2 | 15 |
| | 14 |
| 0.1 | 13 |
| | 12 |
| 36 | 11 |
| | 10 |

月经
性交
备注

注：OV指的是排卵指示刻度，℃指的是体温计的刻度。OV值与摄氏温度℃的换算公式为：OV值＝（摄氏温度℃-36）×20+10　摄氏温度℃＝[（OV值-10）÷20]+36

# ✳ 基础体温记录表 ✳

将这一页复印下来，记录你每个月的体温变化，可以帮助你更了解自己的身体喔！

____年 ____月 ____日

注：OV指的是排卵指示刻度，℃指的是体温计的刻度。OV值与摄氏温度℃的换算公式为：OV值＝（摄氏温度℃－36）×20+10　摄氏温度℃＝［（OV值－10）÷20］+36